Knaur

Sven-David Müller

Cholesterin- und Fett-Ampel

- Fettsäuren und Fettpunkte,
- Cholesterinwerte sowie
- Gesamtfett auf einen Blick

Empfohlen von der Gesellschaft für Ernährungsmedizin und Diätetik e.V.

www.knaur.de

Inhalt

Inhalt

Liebe Leserinnen und Leser,

Adipositas und Fettstoffwechselstörungen sind Geißeln der Industriegesellschaft und stellen bedeutsame Risikofaktoren für die häufigsten Todesursachen dar: den Herzinfarkt und den Schlaganfall. Adipositas – die Steigerung des Körpergewichts durch übermäßige Vermehrung des Körperfettgewebes – ist ein seit Tausenden von Jahren bekanntes Phänomen. Allerdings war in der Vergangenheit Adipositas nur auf die wenigen herrschenden und wohlhabenden Menschen beschränkt, die die Möglichkeit hatten, sich kontinuierlich und übermäßig mit Lebensmitteln und Speisen zu versorgen.

Inzwischen haben sich Übergewicht, Adipositas und Fettstoffwechselstörungen zu den größten Gesundheitsproblemen der Gegenwart entwickelt. Die Weltgesundheitsorganisation (WHO) spricht inzwischen von einer weltweiten Adipositas-Epidemie. Fett und Cholesterin stehen im Mittelpunkt der Fehlernährungsproblematik in den Industrieländern. Während in den vergangenen Jahren insbesondere die Fettquantität Beachtung fand, ergaben Untersuchungen, dass es vielmehr um die Fettqualität geht. Die Ernährungstherapie bei Übergewicht und Fettstoffwechselstörungen hat sich in den vergangenen Jahren deutlich gewandelt. Die Beeinflussung der Blutfettwerte und des Körpergewichts durch eine angepasste Ernährungsweise und mehr Bewegung sind ein bedeutender Baustein eines wirkungsvollen und nachhaltigen Therapiekonzepts. Bei Fettstoffwechselstörungen, die mindestens in jedem zweiten Falle fehlernährungsbedingt sind, ergänzen sich in der Regel medikamentöse Therapie und richtige Ernährung

Das Konzept der Bewertung von Lebensmitteln und deren Inhaltsstoffen nach dem Ampel-Prinzip macht eine Ernährungsumstellung einfach. Wichtigen ernährungsmedizinischen Empfehlungen folgt ein ausführlicher Tabellenteil mit über 2500 Lebensmitteln. Die vorliegende Cholesterin- und Fett-Ampel ergänzt die ärztliche Aufklärung und Diätberatung durch Diätassistenten sinnvoll. Ich wünsche diesem Werk daher eine weite Verbreitung.

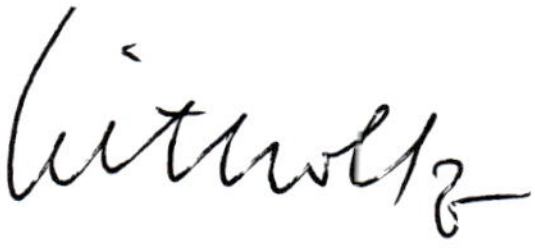

Prof. Dr. med. Hubertus Wietholtz
Direktor der Medizinischen Klinik III
des Klinikum Darmstadt
Schwerpunkt Gastroenterologie und
Stoffwechselkrankheiten

Liebe Leserinnen und Leser,

in der Diät- und Ernährungsberatung stelle ich immer wieder fest, dass es vielen Menschen besonders schwer fällt, mit den bei Übergewicht und erhöhten Blutfettwerten notwendigen diätetischen Regeln umzugehen. Die Vorgabe von Zahlenwerten (Kalorien, Cholesterin, Fett...) ist oftmals nur schwer oder überhaupt nicht in den Alltag einzubinden. Daher habe ich das Ampel-Prinzip, das auf dem ernährungsmedizinisch einwandfreien Konzept der Nährstoffdichte beruht, entwickelt und mit großem Erfolg die Kalorien-Ampel und die Diabetes-Ampel herausgegeben.

Die Cholesterin- und Fett-Ampel macht Ihnen die Ernährungsumstellung durch die Ampel-Gestaltung besonders einfach. Mit dieser Ampel können Sie erfolgreich abnehmen oder Ihren Cholesterinspiegel senken. Die Ampel-Farben signalisieren Ihnen klar und deutlich, welche Lebensmittel und Speisen für Sie und Ihren Körper besonders gut, neutral oder weniger gut sind. Bleiben Sie möglichst oft im gelben oder grünen Bereich und gleichen Sie rot gekennzeichnete Lebensmittel durch Mahlzeiten mit grünen Punkten wieder aus. So einfach war es noch nie, gesund zu essen und dadurch die Blutfettwerte und/oder das Gewicht in die richtige Bahn zu lenken. Durch die Signalfarben können Sie auf lästiges Zählen und Rechnen verzichten.

In Deutschland sind nach Angaben des Robert-Koch-Institutes in Berlin 21 Millionen Frauen und 26 Millionen Männer übergewichtig oder adipös. Nur 15 Prozent der stark übergewichtigen, also adipösen Menschen, erreichen eine normale Lebenserwartung. Übergewicht ist somit mehr als ein kosmetisches Problem, da das Schönheitsideal wenig Körperfett vorsieht, es ist vor allem auch ein gesundheitliches Risiko. Im Mittelpunkt der ernährungsmedizinischen Forschung steht seit Jahren das Fett, wobei die Auswahl der »richtigen« Fette von besonderer Bedeutung ist.

Eine Ernährung nach dem Ampel-Prinzip verbietet nichts und macht eine effektive Ernährungsumstellung ganz einfach. Nutzen Sie die Möglichkeiten einer Ernährungstherapie und senken Sie dauerhaft erhöhte Cholesterinwerte – ohne Nebenwirkungen. Ich wünsche Ihnen, dass Sie mit meiner Cholesterin- und Fett-Ampel Ihr Ziel erreichen.

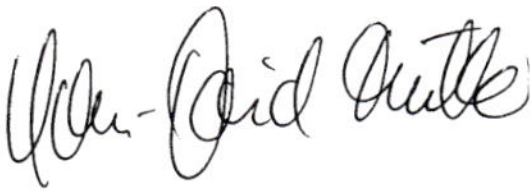

Sven-David Müller

Diätassistent, Diabetesberater und TV-Moderator

Fett – ein wichtiger Energielieferant

Fett ist mit 9 Kilokalorien pro Gramm der energiereichste Nährstoff. Für den Körper ist Fett als Energieträger von besonderer Wichtigkeit. Außerdem bildet der Organismus seine Reserven fast ausschließlich in Form von Körperfett. Gleichzeitig ist Fett in der Nahrung Träger der fettlöslichen Vitamine A, D, E und K sowie von einigen Geschmacks- und Aromastoffen. Der menschliche Organismus kann prinzipiell zwar Fette herstellen, ist aber auf die Zufuhr von essentiellen (= lebensnotwendigen) Fettsäuren angewiesen. Die Nahrung enthält Fette zum größten Teil in Form von Triglyzeriden.

Fett ist nicht gleich Fett

Triglyzeride bestehen aus Glyzerin und drei Fettsäuren. Die Fettsäuren wiederum werden nach ihrer Länge in kurz-, mittel- und langkettige Fettsäuren unterteilt. Zusätzlich werden Fettsäuren auch nach der Anzahl und Stellung der Doppelbindungen unterschieden. Liegt keine Doppelbindung vor, spricht man von gesättigten Fettsäuren. Einfach ungesättigte Fettsäuren weisen eine und mehrfach ungesättigte mehrere Doppelbindungen auf. Die Zahl der Doppelbindungen macht den Gesundheitswert der Fettsäuren aus. Es geht also nicht in erster Linie um die Fettquantität, sondern vielmehr um die Qualität der Nahrungsfette. Ganz einfach ausgedrückt sind gesättigte Fettsäuren gesundheitsschädlich und ein- sowie mehrfach ungesättigte Fettsäuren gesundheitsförderlich.

Wie viel Fett nehmen wir über welche Lebensmittel auf?

In einer umfangreichen Ernährungsstudie in Deutschland wurde festgestellt, dass der größte Teil der täglich verzehrten Fette nicht aus Margarine, Fetten und Ölen stammt, sondern dass die versteckten Fette in Fleisch- und Wurstwaren an erster Stelle stehen.

Fleisch- und Wurstwaren	26,9 g	Eier	4,2 g
Margarine, Öle und Fette	19,4 g	Süßwaren	3,7 g
Butter	17,1 g	Gemüse, Obst, Nüsse	3,7 g
Milch- und Milchprodukte	16,0 g	Fisch- und Fischwaren	1,4 g
Fleisch	13,2 g	Nährmittel	1,4 g
Brot- und Backwaren	10,2 g	Gesamtfettmenge	117,2 g

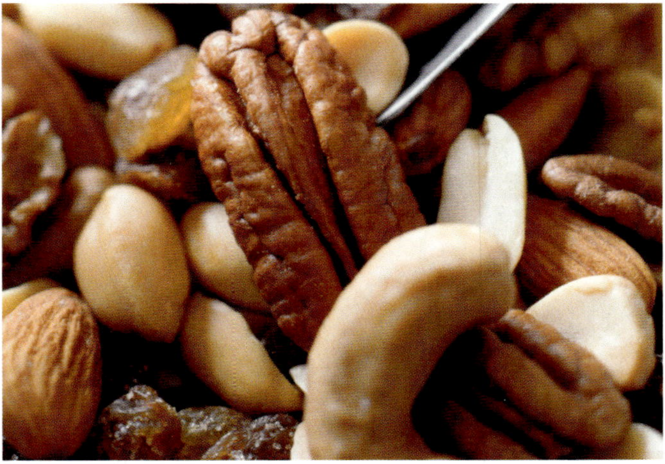

In hochwertigen Fetten sind lebensnotwendige Fettsäuren enthalten.

Wir essen zu viel und das falsche Fett

Im Ernährungsbericht kann man lesen, dass in Deutschland durchschnittlich 120 bis 140 Gramm Fett pro Tag verzehrt werden. Das entspricht etwa 1080 bis 1260 Kilokalorien täglich. Erschreckend ist, dass der größte Anteil der Fette aus der Gruppe der gesättigten Fettsäuren stammt. Diese Fettsäuren, die vorwiegend aus tierischen Quellen stammen, sind gesundheitsschädlich, da sie die Blutfette erhöhen und auch die Insulinresistenz fördern. Gesättigte Fettsäuren machen nicht nur dick, sie fördern außerdem die Entstehung von ernährungsbedingten Krankheiten wie Diabetes mellitus Typ 2, Bluthochdruck, Fettstoffwechselstörungen und Arteriosklerose. Herzinfarkt und Schlaganfall können die Folgen sein. Idealerweise liegt die täglich aufgenommene Fettmenge bei 33 bis 35 Prozent der notwendigen Kalorienzufuhr.

Ideale Fettzufuhr pro Tag (je nach Kalorienzufuhr)

1200 Kilokalorien:	45 Gramm
1500 Kilokalorien:	55 Gramm
1800 Kilokalorien:	65 Gramm
2000 Kilokalorien:	75 Gramm
2200 Kilokalorien:	80 Gramm
2400 Kilokalorien:	90 Gramm
2600 Kilokalorien:	95 Gramm

Nicht zu viel Fett – aber bitte auch nicht zu wenig

Wenn man von den aktuellen durchschnittlichen Verzehrsmengen ausgeht, ist eine reduzierte Fettaufnahme sehr wünschenswert, sodass man zu den aktuell empfohlenen Fettmengen kommt. Wichtig ist aber, dass eine Ernährungsumstellung hin zu einer streng fettarmen Kost weder bei Übergewicht, Fettstoffwechselstörungen noch bei anderen ernährungsbedingten Erkrankungen positive Effekte hat. Ungesättigte Fettsäuren können erst bei einer bestimmten Dosis ihre gesundheitsförderlichen Effekte entfalten.

Butter, Pflanzenöle, Diätmargarine – was ist drin?

Butter ist für die menschliche Gesundheit aufgrund ihres Fettsäuremusters nicht förderlich, da sie reichlich gesättigte Fettsäuren, kaum lebensnotwendige Fettsäuren, viel ungesunde Transfettsäuren und auch noch Cholesterin enthält. Herkömmliche Margarine ist etwas besser zu bewerten als Butter. Besonders zu empfehlen ist Diätmargarine, die sehr wenig gesättigte Fettsäuren, keine Transfettsäuren, aber reichlich gesunde ungesättigte Fettsäuren enthält. Außerdem liefert Margarine das herzgesunde Vitamin E und enthält von Natur aus kein Cholesterin, da sie aus pflanzlichen Ölen hergestellt wird, die prinzipiell cholesterinfrei sind. Menschen, die unter erhöhten Blutfettwerten leiden, sollten auf Diäthalbfettmargarine mit Phytosterinen zurückgreifen. Phytosterine kommen in der Natur vor allem in Nüssen und Samen vor und senken den Cholesterinspiegel deutlich, ohne dass mit schädigenden Nebenwirkungen zu rechnen ist. Menschen, die abnehmen möchten, sollten auf Diätmargarine oder hochwertige Halbfettmargarine zurückgreifen. Diätmargarine muss einen Mindestgehalt von 50 Prozent an mehrfach ungesättigten Fettsäuren aufweisen. Lebensnotwendige (= essentielle) Fettsäuren sind mehrfach ungesättigte Fettsäuren, die der Organismus nicht selbst herstellen kann und die er deshalb täglich mit der Nahrung aufnehmen muss. Die wichtigsten Vertreter sind die Linolsäure und die Linolensäure. Immer wieder wird Olivenöl als das gesündeste Fett bezeichnet. Das ist jedoch nicht ganz richtig, denn es enthält extrem wenig lebensnotwendige Fettsäuren, aber relativ viele gesättigte Fettsäuren. Um genügend essentielle Fettsäuren durch Olivenöl aufzunehmen, müsste eine sehr große Menge davon verzehrt werden. Eine mediterrane Ernährungsweise ist gesund, Olivenöl allein macht aber noch keine mediterrane Lebensweise aus. Dazu zählen noch weitere Faktoren: wenig Stress, angenehme Temperaturen, reichlich frisches Obst und Gemüse, Hülsenfrüchte, praktisch täglich Fisch, selten Fleisch, keine Butter.

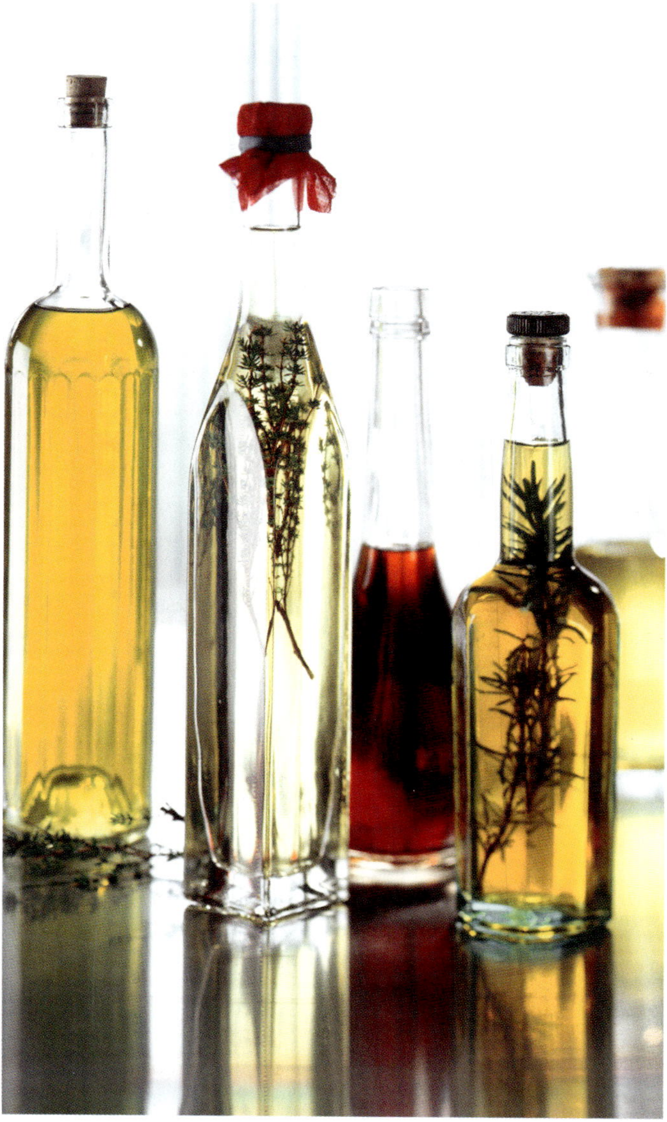

Ein ideales Öl enthält wenig gesättigte Fettsäuren und reichlich ein- und mehrfach ungesättigte Fettsäuren sowie viel Vitamin E. Rapsöl beispielsweise ist für die kalte und warme Küche ebenso ideal wie Soja- oder Distelöl.

Seefisch enthält besonders wertvolle Fette

Seefisch enthält nicht nur das wichtige Jod und das knochengesunde Vitamin D. In vielen Fischen sind auch besonders gesunde Fette enthalten. Diese Omega-3-Fettsäuren kommen vornehmlich im Fett von Fischen vor und werden auch als Eikosane bezeichnet. Diese senken den Blutdruck, beugen Thrombosen vor, vermindern die Insulinresistenz und senken die Triglyzeride deutlich. Um ausreichend davon auzunehmen, müssen Sie entweder täglich rund 100 Gramm Lachs, Makrele, Hering oder Tunfisch essen oder Eikosan-Präparate aus der Apotheke einnehmen (beispielsweise Eikosan 500 oder 750). Sinnvoll ist es auch Eikosane mit L-Carnitin zu kombinieren (beispielsweise Eicotin), da beide Substanzen das Herz schützen, die Blutfette senken und Krankheiten vorbeugen können.

Meiden Sie Transfettsäuren

Transfettsäuren führen zu einem extremen Anstieg der gefäßverkalkenden Blutfette sowie einer Senkung des gefäßgesunden HDL-Cholesterins und haben vielfältige weitere negative Effekte im Stoffwechsel. Sie sollten so weit wie möglich gemieden werden. Transfettsäuren sind ungesättigte Fettsäuren mit einer speziellen räumlichen Struktur – sie sind chemisch verändert und entstehen bei der chemischen Härtung von ungesättigten Fettsäuren. Aber auch das das Fett von Wiederkäuern, also Rindern, enthält Transfettsäuren. Besonders reich an Transfettsäuren sind Butter, Butterschmalz

Speisefette im Vergleich (Fettsäuregehalt in g)

100 g	Gesättigte Fettsäuren	einf. unges. Fettsäuren	mehrf. unges. Fettsäuren	Bewertung
Butter	50,5	25,1	3,1	kaum akzeptabel
Margarine	23,3	18,8	34,4	akzeptabel
Diätmargarine	19,0	15,6	41,8	hochwertig
Halbfettmargarine	10,1	10,7	17,5	akzeptabel für Übergewichtige
Rapsöl	7,7	55,1	31,9	sehr gut
Sojaöl	14,0	23,8	56,5	akzeptabel
Distelöl	8,9	11,8	74,4	hochwertig
Olivenöl	14,7	71,2	9,3	kaum akzeptabel

und fettes Rindfleisch sowie daraus hergestellte Wurst. Die in Deutschland üblichen Härtungsverfahren, die beispielsweise in der Margarineindustrie Anwendung finden, sind unbedenklich. Diät- und Reformmargarine ist sogar garantiert frei von schädlichen Transfettsäuren. Fast 90 Prozent der in Deutschland aufgenommenen Transfettsäuren stammen aus Milchprodukten, Rindfleisch, Gebäck, Süßigkeiten und Frittiertem. Verzichten Sie also weitgehend darauf.

Übergewicht – eine Frage der Energiebilanz

Übergewicht entsteht bei einer positiven Energiebilanz – wenn der Organismus also mehr Kalorien erhält als er verbrauchen kann. Unser Stoffwechsel ist im Rahmen der Evolution immer mehr auf »Speicherung« eingestellt worden. Ernährungsmediziner schätzen, dass 75 Prozent der Menschen eine Art »Hamster-Gen« in sich tragen und dadurch zu Übergewicht neigen. Dazu kommt es aber nur bei Überernährung oder mangelnder Bewegung. Jeder – wirklich jeder – kann abnehmen, es fällt nur leider manchen Menschen schwerer als anderen. Eine negative Energiebilanz können Sie über eine verminderte Kalorienzufuhr oder über einen erhöhten Kalorienverbrauch durch Bewegung erreichen. Auch so genannte Fatburner sind hilfreich. Sie heizen den Stoffwechsel an, sodass ein größerer Bedarf an Kalorien entsteht. Im Idealfall besteht eine gewichtsreduzierende Therapie aus allen drei Bausteinen. Zur Gewichtsreduktion ist es ideal, täglich zwischen 1200 und 1800 Kilokalorien – abhängig vom Energiebedarf – zuzuführen. Studien haben gezeigt, dass eine moderate Energiezufuhr-Beschränkung bessere Effekte zeigt, als eine »Radikalkur«. Gänzlich ungeeignet zum gesundheitsbewussten Abnehmen sind Fasten, Heilfasten und jede Art von »Crash-Kur«.

Die Waage ist blind!

Eine Waage ist lediglich in der Lage, das Körpergewicht in Kilogramm zu erfassen. Sie macht jedoch keinerlei Aussage über die Körperzusammensetzung. Auch bleibt im Dunkeln, ob Körperfett, -wasser oder -muskulatur auf- oder abgebaut wurden.

Nur mit genügend Eiweiß können Sie dauerhaft Gewicht verlieren

Besonders wichtig ist es, dass der Körper im Rahmen der negativen Energiebilanz möglichst wenig Körpereiweiß, also Muskulatur, abbaut. Die Muskulatur ist der wichtigste Hochofen im Stoffwechsel. Wird Muskelmasse abgebaut, fällt der

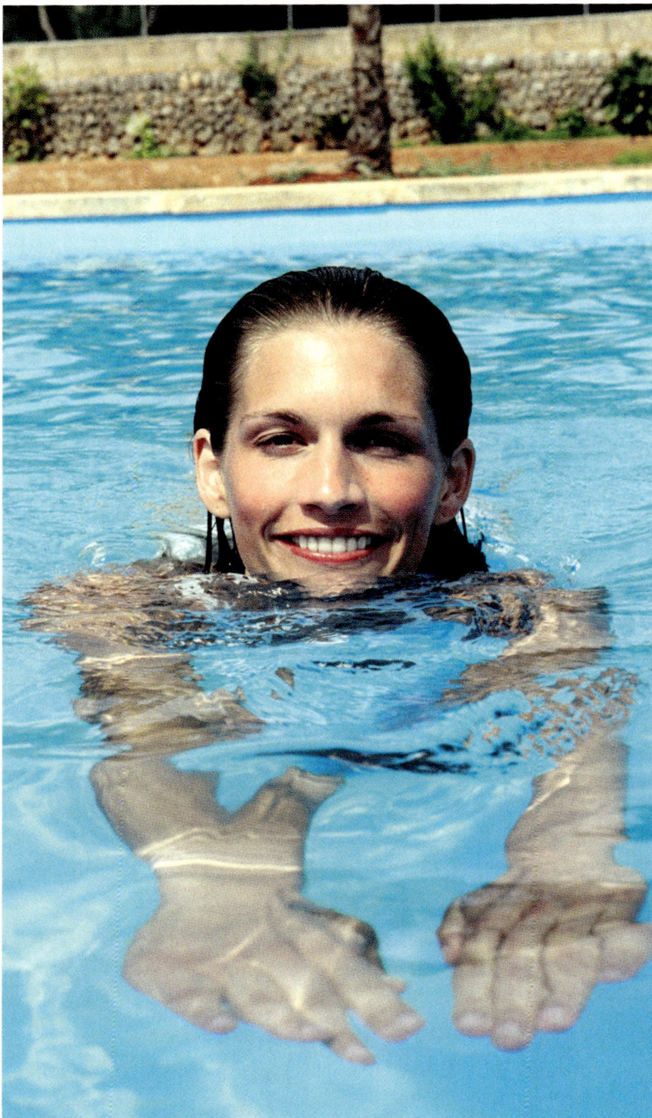

Bewegen Sie sich regelmäßig. Schwimmen, Radfahren, Joggen oder zügiges Gehen (Walken) sind ideale Sportarten auch für Ungeübte.

Energiebedarf Ihres Körpers. Es kommt zum so genannten Jo-Jo-Effekt und Sie nehmen nach der Diät gleich wieder zu – im schlimmsten Fall sogar mehr als Sie vorher abgenommen haben. Die Muskulatur kann nur erhalten werden, wenn auch im Rahmen der Gewichtsreduktion ausreichend hochwertiges Eiweiß zugeführt wird und die Muskulatur täglich ausreichend bewegt wird. Eine Gewichtsabnahme ohne Bewegungsprogramm erzielt daher keinen nachhaltigen Effekt und ist sinnlos. 1 bis 1,2 Gramm Eiweiß pro Kilogramm ihres Körpergewichts brauchen Sie täglich. Sinnvoll ist es, eine ausgewogene Diät mit hochwertigem Protein anzureichern. Entsprechende Produkte erhalten Sie in der Apotheke (zum Beispiel »Multan« oder Protein 88). Als Einstieg in eine Diät oder um zwischendurch eine Mahlzeit zu ersetzen, eignet sich auch das so genannte proteinmodifizierte Fasten (Multaben). Dabei wird eine Mahlzeit durch einen Fertigdrink oder eine Fertigsuppe ersetzt, die industriell hergestellt sind und alle wichtigen Nährstoffe in ausreichender Menge enthalten.

Kohlenhydrate: Achten Sie auf den glykämischen Index

Früher galt: »Reichlich Kohlenhydrate sind gesund, machen satt und schlank!«. Wissenschaftliche Studien haben bewiesen, dass dies falsch ist. Nach der Aufnahme von Kohlenhydraten steigt der Blutzucker und der

Lebensmittel mit hohem und niedrigem GLYX

Niedriger glykämischer Index	Hoher glykämischer Index
Hülsenfrüchte	Traubenzucker
Nüsse	Weißbrot
Grobes Vollkornbrot	Salzkartoffeln
Pellkartoffeln mit Schale	Limonade
Obst	Kartoffelbrei
Gemüse	Bier
Spaghetti »al dente«	Brötchen / Baguette
Magere Milchprodukte	Cornflakes
Müsli ohne Zucker	Geschälter Reis
Fruchtzucker	Knäckebrot
Ungeschälter Reis	Graubrot

Körper produziert das Hormon Insulin. Die Geschwindigkeit und das Ausmaß der Blutzuckersteigerung durch Kohlenhydrate werden durch den glykämischen Index klassifiziert. In manchen Büchern wird der glykämische Index auch als GLYX bezeichnet, die wissenschaftliche Abkürzung ist »GI«. Bevorzugen Sie Lebensmittel mit einem niedrigen glykämischen Index. Sie beugen damit Heißhungerattacken vor und fühlen sich lange satt. Ballaststoffe reduzieren den glykämischen Index ähnlich wie ungesättigte Fettsäuren. Daher ist es sinnvoll, möglichst viele Ballaststoffe aufzunehmen und Kohlenhydrate immer mit hochwertigen Fetten zu kombinieren (beispielsweise grobes Vollkornbrot mit Diätmargarine, Spaghetti »al dente« mit Rapsöl, Pellkartoffeln mit Leinöl oder Obstsalat mit Nüssen).

Vitamine und Mineralstoffe sind lebenswichtig

Der menschliche Organismus kann die meisten Vitamine nicht herstellen und verfügt nur für die wenigsten Vitamine und Mineralstoffe über Speicher. Daher ist er auf die regelmäßige Zufuhr ausreichender Mengen dieser Stoffe angewiesen. Studien der Gesellschaft für Ernährungsmedizin und Diätetik beweisen, dass die Vitamin- und Mineralstoffversorgung bei den meisten Menschen in Deutschland, wie auch in anderen westlichen Industriestaaten, unzureichend ist. Viele Menschen sollten zusätzlich zu einer gesunden Ernährungsweise Nahrungsergänzungsmittel einnehmen. Diese können nicht überdosiert werden, wenn sie nach Anwendungsvorschrift eingenommen werden. Besonders hochwertig sind Nahrungsergänzungsmittel aus natürlichen Quellen, die gleichzeitig auch sekundäre Pflanzenstoffe enthalten (zum Beispiel Juice Plus+). Während einer Gewichtsreduktion sollten immer Multivitamin-Mineralstoffpräparate eingenommen werden, um Mangelzuständen und einer unzureichenden Stoffwechselaktivität vorzubeugen. Besonders wichtig in diesem Zusammenhang sind die Spurenelemente Zink und Chrom (Diazink). Sinnvoll ist die Einnahme von organischen Zinkverbindungen wie Zinkhistidin (zum Beispiel Curazink oder Zinkamin Falk).

L-Carnitin ist mehr als nur ein »Fatburner«

Der natürliche Stoff L-Carnitin kommt im Blut eines jeden Menschen vor und ist lebensnotwendig. Er transportiert langkettige Fettsäuren ins Innere der Mitochondrien, wo sie verbrannt werden. Es ist somit Schlüsselsubstanz für die Energiegewinnung aus Fetten. Auch eine Gewichtsabnahme ist ohne L-Carnitin nicht möglich. In konzentrierter Form zugeführt hat L-Carnitin gezeigt, dass es in Schwangerschaft und Stillzeit Mutter und Kind vor Erkrankungen bewahren kann, sich bei Herzerkrankungen günstig auf das Herz auswirkt, die Insulinsensitivität verbessert, die Regeneration der Muskulatur nach Belastung fördert und oxidativen Stress reduziert. Der menschliche Körper kann L-Carnitin selbst herstellen, gleichzeitig werden aber mit einer gemischten Kost zusätzlich etwa 100 bis 300 Milligramm L-Carnitin zugeführt. Eine Nahrungsergänzung von L-Carnitin ist sinnvoll in Phasen eines erhöhten Carnitin-Bedarfs oder eines Carnitin-Mangels, wie er zum Beispiel bei Dialysepatienten und sekundär in der Schwangerschaft auftreten kann. Auch bei Ausdauersport, Reduktionsdiäten und vegetarischer Ernährung ist eine Carnitin-Supplementation von täglich 1 bis 3 Gramm L-Carnitin sinnvoll. Die Einnahme kann dauerhaft erfolgen und ist frei von Risiken.

Süßstoffe können die Gewichtsabnahme unterstützen

Süßstoffe sind chemische Substanzen, die süß schmecken. Süßstoffe sind weltweit zugelassen und gesundheitlich unbedenklich. Einige Süßstoffe haben natürliche Quellen (Neohesperidin DC stammt aus Bitterorangen, Thaumatin aus einer tropischen Frucht und Aspartam aus Eiweißbausteinen), andere werden synthetisch hergestellt, wie zum Beispiel Saccharin und Cyclamat. Süßstoffe erhöhen nicht den Blutzuckerspiegel und lösen keinen Appetit aus, wie eine Reihe von Studien beweisen. Wer Zucker durch Süßstoff ersetzt, spart viele Kalorien ein. Studien beweisen, dass dies beim Abnehmen helfen kann.

Die meisten Schlankheitsmittel sind sinnlos

Im Frühjahr boomen die Schlankheitsmittel. Nimmt man diese unter die ernährungsmedizinische Lupe entdeckt man, dass sie in der Regel lediglich das Portemonnaie abnehmen lassen. Die Deutsche Adipositas-Gesellschaft hat von den frei verkäuflichen Schlankheitsmitteln lediglich das Sättigungspräparat CM3-Alginat in ihre Leitlinie aufgenommen. CM3-Alginat enthält natürliche Ballaststoffe aus Algen, die so aufbereitet wurden, dass sie über Stunden im Magen verweilen und die Sättigungsrezeptoren stimulieren. Sinnvoll ist auch die Einnahme von Multan oder Protein 88 im Rahmen des proteinmodifizierten Fastens. Nach ärztlicher Verordnung können auch die Präparate Reductil und Xenical hilfreich sein.

MCT-Fette machen schlank!

Aktuelle Studien zeigen, dass es sogar Fette gibt, die bei der Gewichtsreduktion helfen. Diese Fettsensation heißt MCT (mittelkettige Triglyzeride). Im Vergleich zu herkömmlichen Nahrungsfetten haben diese weniger Energie, fördern die Sättigung, werden sofort verbrannt und nicht in die Fettzellen eingelagert. Sie beugen dem Jo-Jo-Effekt vor und erhöhen die Wärmeproduktion des Körpers. MCT-Fette nehmen wir täglich auf, sie kommen in der Natur aber nur in kleinen Mengen vor. Untersuchungen zeigen, dass der Austausch von herkömmlichen Nahrungsfetten aus Koch-, Streich- und Salatfetten durch MCT-Margarine und -Öl (Reformhaus) beim Abnehmen hilft. Eine Aufnahme von 20 bis 60 Gramm MCT pro Tag ist wünschenswert.

Cholesterin – kein Grund zur Panik

Cholesterin ist eine fettähnliche Substanz, die der Organismus für viele Stoffwechselprozesse benötigt und die sowohl über die Nahrung aufgenommen als auch vom Körper selbst hergestellt wird. Für viele Menschen ist Cholesterin inzwischen zu einem Reizwort geworden. Dabei ist das mit der Nahrung aufgenommene Cholesterin weit weniger gefährlich für die Blutfettwerte als gesättigte Fettsäuren. Das oftmals gescholtene Hühnerei, das reich an Cholesterin ist, wirkt sich praktisch überhaupt nicht Cholesterinspiegel erhöhend aus. Im Gegenteil – da das Eidotter reichlich Cholesterinspiegel senkendes Lecithin enthält, muss niemand, auch nicht Menschen mit erhöhten Blutfettwerten, auf das Frühstücksei verzichten. Cholesterin findet sich nur in tierischen Lebensmitteln, in denen außerdem oft reichliche Mengen gesättigter Fettsäuren zu finden sind. Pflanzenöle und daraus hergestellte Margarinen sind cholesterinfrei. Nach den Empfehlungen der Fachgesellschaften sollte die Cholesterinzufuhr mit der Nahrung 200 bis 300 Milligramm am Tag nicht wesentlich übersteigen.

Kein Leben ohne Cholesterin

Cholesterin ist Bestandteil der Zellmembranen, also für Wachstum und Organreifung erforderlich und Ausgangssubstanz für die Synthese von Nebennierenrinden- und Ovarialhormonen sowie von Vitamin D. Es wird entweder von den Körperzellen selbst hergestellt oder mit der Nahrung aufgenommen. In der Leber wird ein Teil des Cholesterins zu Gallensäuren umgebaut. Cholesterin kann in nennenswerter Menge nur über die Galle aus dem Körper entfernt werden. Bei Stoffwechselgesunden werden täglich rund 1,1 Gramm

Hitliste cholesterinreicher Lebensmittel

	Cholesterin (mg/100 g)	Kalorien (kcal/100 g)
Hühnerei Eigelb	1260	348
Lebertran	850	882
Brathähnchen Leber	537	147
Hühnerei im Ganzen	382	149
Rührei	371	216
Rind Niere	368	102
Schwein Niere	358	115
Kalb Niere	357	116
Kalb Leber	348	146
Rind Leber	342	147
Butterschmalz	340	880
Kaviarersatz	332	102

Cholesterin mit dem Stuhl ausgeschieden. Das in der Nahrung enthaltene Cholesterin hat relativ wenig Einfluss auf den Blutcholesterinwert, da es in der Regel nur zu 0 bis maximal 50 Prozent aus dem Darm aufgenommen wird.

HDL- und LDL-Cholesterin

Allein am Gesamtcholesterin lässt sich die Gefährdung von Herz und Gefäßen nicht feststellen. Wissenschaftlich erwiesen ist, dass ein hoher HDL-Cholesterinwert einen Gefäßschutz bietet und Arteriosklerose (Gefäßverengung) vorbeugt. Dagegen ist ein hoher LDL-Cholesterinwert immer ein Risiko. Während HDL-Cholesterin (**h**igh **d**ensitiy **l**ipoprotein) das Cholesterin aus dem gesamten Körper zur Leber transportiert und dadurch sogar Verkalkungen abbaut, setzt sich das LDL-Cholesterin (**l**ow **d**ensity **l**ipoprotein) an den Innenwänden der Arterien ab und verursacht Arteriosklerose. Der HDL-Cholesterinwert sollte über 45 mg/dl liegen und der LDL-Cholesterinwert unter 140 mg/dl. Eine Ernährung, die reich an wasserlöslichen Ballaststoffen, Phytosterinen und ungesättigten Fettsäuren ist, sorgt für gute HDL- und niedrige LDL-Werte.

Naturstoffe senken den Cholesterinspiegel

Mehr als 50 Prozent der erhöhten Blutfettwerte sind allein auf Fehlernährung und Bewegungsmangel zurückzuführen. Zur Behandlung dieser Fälle sind oftmals keine Lipidsenker erforderlich. Naturprodukte wie Plantago ovata-Samenschalen

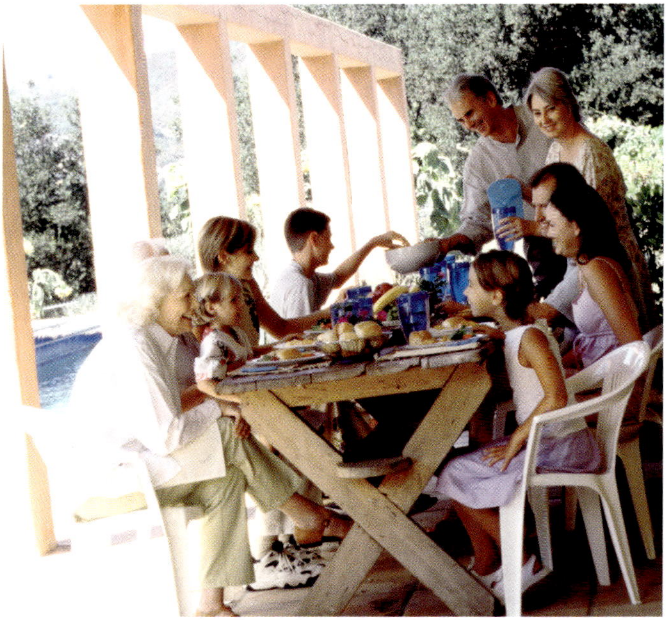

Da der Cholesterinspiegel sehr träge reagiert, kann die Wirkung einer Ernährungsumstellung erst nach 3 Monaten überprüft werden – geben Sie nicht zu früh auf!

(beispielsweise Mucofalk aus der Apotheke), Phytosterine (Becel pro aktiv), Soja, Lecithin und Artischockenkonzentrat können den Cholesterinwert deutlich senken. Im Gegensatz zu Lipidsenkern reduzieren diese Naturstoffe jedoch insbesondere das Gefäß schädigende LDL, das schützende HDL bleibt dagegen erhalten. Über natürliche Maßnahmen lässt sich der LDL-Cholesterinspiegel um über 30 Prozent senken, der Triglyzeridspiegel um mehr als 25 Prozent. Zugleich kann der HDL-Wert um mindestens 2 bis 3 mg/dl erhöht werden. Insgesamt verbessert sich das Verhältnis des LDL- zum HDL-Cholesterin dadurch also deutlich. Damit sind Naturstoffe den Lipidsenkern der Pharmaindustrie weit überlegen. Neben der Ernährungsumstellung ist auch viel Bewegung wichtig, da es das HDL-Cholesterin erhöht und das LDL-Cholesterin senkt.

Schützen Sie Herz und Gefäße

Die meisten ernährungsmedizinischen Maßnahmen haben weitere positive Effekte, die zusätzlich Herz und Gefäße schützen. Die erste

Maßnahme bei einem erhöhten Cholesterinspiegel sollte daher immer die Durchsetzung einer Ernährungsumstellung und weiterer natürlicher Maßnahmen sein. Ein erhöhtes LDL Cholesterin (oberhalb 140 mg/dl) und ein erniedrigtes HDL (unter 45 mg/dl) gefährden Ihr Herz, weil dadurch ein Herzinfarkt wahrscheinlicher wird. Zusammen mit Übergewicht sind erhöhte Blutfettwerte besonders gefährlich.

Wie Sie die Tabelle nutzen können

Die Cholesterin- und Fett-Ampel gibt Ihnen Überblick über mehr als 2500 Lebensmitteln und Speisen. Die Tabelle eignet sich gleichermaßen für Menschen, die gesund abnehmen möchten, wie auch für Menschen mit erhöhten Blutfettwerten. Cholesteringehalt und Fettindex werden nach dem Ampel-System beurteilt: grün ● ist erlaubt (= reichlich verzehren), gelb ● ist neutral (= moderat verzehren) und rot ● sollte eigentlich vermieden werden (= möglichst wenig und selten). Der Fettindex ist nach den aktuellsten Erkenntnissen der Ernährungsmedizin von der Gesellschaft für Ernährungsmedizin und Diätetik entwickelt worden. Er errechnet sich aus verschiedenen Fettkennzahlen und zeigt damit Lebensmittel mit gesunder Fettqualität auf. Ein Fettpunkt entspricht 1 Gramm Fett, die Punktezahl gilt immer pro Portion und gibt damit die Fettmenge insgesamt an. Viele Diäten, aber auch empfehlenswerte Konzepte, wie Weight Watchers, bauen auf dem Fettpunkte-Konzept auf. Gesättigte Fettsäuren (GSF) werden in Gramm pro Portion angegeben und sollten so wenig wie möglich aufgenommen werden, da sie in besonderem Maße zu Übergewicht und Störungen des Stoffwechsels führen. Die tägliche Aufnahmemenge sollte 20 Gramm möglichst nicht überschreiten. Wenig gesättigte Fettsäuren bedeutet gute Blutfette, gute Blutzuckerwerte und ein gesundes Gewicht. Gradmesser für die persönliche Gesundheit ist eine optimale Fettzufuhr – und zwar nicht nur in Bezug auf die Menge, sondern auch auf die Qualität. Trotzdem sollte die Fettaufnahme grundsätzlich nicht zu hoch sein.

Abkürzungen

F. i. Tr.	Fettgehalt in der Trockenmasse
fe.	fett
glutenfr.	glutenfrei
GSF	gesättigte Fettsäuren
i. D.	im Durchschnitt
ma.	mager
mf.	Mittelfett
netto	Inhalt von Konserven nach dem Abtropfen
TK	tiefgekühlt

Produktbezeichnung	Portion in g	kcal pro Portion	Fett-punkte pro P.	GSF pro Portion	Choles-terin	Fett-index
A						
Aal gegart	180	385	34	8,8	🔴	🔴
Aal gekocht in Dill	250	680	55	16,1	🔴	🔴
Aal geräuchert	75	218	19	5,0	🔴	🔴
Aal in grüner Soße	250	465	39	13,5	🔴	🔴
Acerola	120	24	0	0,1	🟢	🟢
Acerolanektar	200	92	0	0,0	🟢	🟢
Acerolasaft	200	48	0	0,1	🟢	🟢
Agar Agar Trockenprodukt	1	3	0	0,0	🟢	🟢
Algen	5	2	0	0,0	🟢	🟢
Altbier	330	135	0	0,0	🟢	🟢
Ambrosiacreme	150	275	11	6,8	🔴	🔴
Amerikaner	100	315	9	2,5	🔴	🟡
Ananas	125	74	0	0,0	🟢	🟢
Ananas kandiert	25	66	0	0,0	🟢	🟢
Ananas Konserve netto	125	109	0	0,0	🟢	🟢
Ananascreme	150	240	8	4,0	🔴	🟡
Ananasnektar	200	140	0	0,0	🟢	🟢
Ananassaft	200	118	0	0,0	🟢	🟢
Anchovis	5	16	1	0,2	🔴	🟡
Anis	1	4	0	0,0	🟢	🟢
Anisplätzchen	50	193	2	0,6	🔴	🔴
Apfel	125	60	0	0,1	🟢	🟢
Apfel gegart	125	68	1	0,1	🟢	🟢
Apfel getrocknet	25	70	1	0,1	🟢	🟢
Apfel im Schlafrock	250	523	19	10,8	🔴	🔴
Apfelauflauf	250	403	5	1,3	🔴	🔴
Apfelessig	15	3	0	0,0	🟢	🟢
Apfelgrütze	250	123	0	0,1	🟢	🟢
Apfelkaltschale	350	151	1	0,1	🟢	🟢
Apfelkompott	250	158	1	0,2	🟢	🟢
Apfelkrapfen	60	94	4	1,6	🟡	🟡

Produktbezeichnung	Portion in g	kcal pro Portion	Fett-punkte pro P.	GSF pro Portion	Choles-terin	Fett-index
Apfelkraut gesüßt	25	61	0	0,0	🟢	🟢
Apfelkuchen gedeckt Mürbeteig	150	344	13	3,2	🟡	🟡
Apfelkuchen gedeckt Hefeteig	100	171	3	0,8	🟢	🟡
Apfelkuchen Hefeteig	150	216	5	2,7	🔴	🔴
Apfelkuchen Rührmasse	150	321	14	7,8	🔴	🔴
Apfelmeerrettich	60	80	5	0,6	🟢	🟡
Apfelmus	250	165	1	0,2	🟢	🟢
Apfelnektar	200	128	0	0,1	🟢	🟢
Apfelpfannkuchen	250	360	19	9,5	🔴	🔴
Apfelreis	250	240	5	2,9	🟡	🟡
Apfelsaft	200	98	1	0,2	🟢	🟢
Apfelschmarrn	200	424	16	10,1	🔴	🔴
Apfelstreuselkuchen Mürbeteig	150	348	17	9,7	🔴	🔴
Apfelstrudel	150	248	8	1,8	🟢	🟡
Apfeltorte französisch Blätterteig	100	199	9	1,3	🟢	🟡
Apfelvollkornkeks	50	205	10	1,2	🟢	🟢
Apfelwein	130	86	0	0,0	🟢	🟢
Appenzeller 50 % F. i. Tr.	30	116	9	5,8	🔴	🔴
Apricot Brandy	20	61	0	0,0	🟢	🟢
Aprikose	40	17	0	0,0	🟢	🟢
Aprikose gegart	50	22	0	0,0	🟢	🟢
Aprikose getrocknet	25	62	0	0,0	🟢	🟢
Aprikose Konserve netto	125	98	0	0,0	🟢	🟢
Aprikosencreme	150	252	10	4,8	🔴	🔴
Aprikosenkompott	250	148	0	0,0	🟢	🟢
Aprikosenkonfitüre	25	68	0	0,0	🟢	🟢
Aprikosennektar	200	116	0	0,0	🟢	🟢
Aprikosenreis	250	323	6	3,4	🟡	🟡
Aprikosensaft	200	88	0	0,0	🟢	🟢
Aprikosenteilchen Blätterteig	70	188	9	1,5	🔴	🟡
Aprikosentorte mit Nuss Rührteig	120	288	15	3,0	🔴	🟡
Arme Ritter	150	384	10	3,6	🔴	🔴

Produktbezeichnung	Portion in g	kcal pro Portion	Fett-punkte pro P.	GSF pro Portion	Choles-terin	Fett-index
Arrak	20	46	0	0,0	🟢	🟢
Artischocken	100	10	0	0,0	🟢	🟢
Artischocken gegart	100	20	0	0,0	🟢	🟢
Artischocken Konserve netto	150	29	0	0,0	🟢	🟢
Artischockenboden Konserve netto	150	24	0	0,0	🟢	🟢
Artischockenboden	150	33	0	0,1	🟢	🟢
Aspikaufguss weiß	1	1	0	0,0	🟢	🟢
Aubergine	150	26	0	0,1	🟢	🟡
Aubergine gegart	150	26	0	0,1	🟢	🟢
Auberginen gefüllt überbacken	300	402	27	13,8	🔴	🔴
Auberginen und Tomaten überbacken	250	318	26	15,8	🔴	🔴
Auberginensalat m. Zitronenmarinade	150	116	10	1,5	🟢	🟡
Auberginenscheiben frittiert	250	203	12	5,2	🟢	🟡
Auster	100	63	1	0,3	🔴	🟡
Avocado	125	204	22	3,3	🟢	🟡
Avocadocremesuppe	350	448	48	8,4	🟢	🟡
B						
Baby Pute	150	227	10	3,4	🔴	🟡
Bachsaibling	150	144	3	0,8	🔴	🟡
Backkartoffeln mit Kräuterquark	200	158	2	1,4	🟢	🟡
Backobst	250	185	0	0,1	🟢	🟢
Backpulver	1	2	0	0,0	🟢	🟢
Baguettebrötchen/Baguette	60	149	1	0,2	🟢	🟢
Baiser	25	91	0	0,0	🟢	🟢
Baiserplätzchen	5	19	0	0,0	🟢	🟢
Baisertorte	120	368	17	10,6	🔴	🔴
Bambussprossen	50	9	0	0,0	🟢	🟢
Bambussprossen Konserve netto	50	7	0	0,0	🟢	🟢
Banane	100	95	0	0,1	🟢	🟢
Banane gebacken	50	79	2	0,7	🔴	🔴
Banane getrocknet	25	73	0	0,1	🟢	🟢

Produktbezeichnung	Portion in g	kcal pro Portion	Fett-punkte pro P.	GSF pro Portion	Choles-terin	Fett-index
Bananennektar	200	108	0	0,0	grün	grün
Barbecuesoße	45	54	4	3,2	grün	gelb
Barsch gegart	180	63	1	0,1	rot	gelb
Barschfilet	150	123	1	0,3	rot	gelb
Barschfilet gegart	150	140	1	0,2	rot	gelb
Basilikum frisch	5	2	0	0,0	grün	grün
Basilikum getrocknet	1	3	0	0,0	grün	grün
Batate	150	167	1	0,4	grün	grün
Bauchspeck Schwein	30	239	27	10,1	gelb	gelb
Bauernbratwurst	150	459	38	13,5	rot	rot
Bauernfrühstück	350	343	14	4,7	rot	gelb
Bauernleberwurst	30	107	10	3,4	rot	rot
Bauernsalat griechisch	150	165	15	4,1	gelb	gelb
Baumkuchen	50	214	11	5,8	rot	rot
Baumstamm mit Vanillecreme	70	218	14	7,0	rot	rot
Baumwollsaatöl	12	106	12	3,1	grün	gelb
Bavaria Blu 60 % F. i. Tr.	30	105	9	5,7	rot	rot
Bayerische Creme	200	430	32	18,0	rot	rot
Bechamelkartoffeln	250	200	9	6,7	grün	gelb
Bechamelsoße	60	55	4	2,2	rot	rot
Beefsteak deutsch	200	444	28	12,3	rot	rot
Beefsteak Hamburger Art	200	244	6	2,3	rot	gelb
Beerenobst	125	89	0	0,1	grün	grün
Beifuß	5	2	0	0,0	grün	grün
Bel Paese 50 % F. i. Tr.	30	112	9	5,5	rot	rot
Bergkäse 45 % F. i. Tr.	30	115	9	5,5	rot	rot
Bergkäse 50 % F. i. Tr.	30	126	10	6,3	rot	rot
Berliner Knacker	150	489	44	15,8	rot	rot
Berliner Pfannkuchen	60	193	8	4,1	rot	rot
Berliner Weiße mit Schuss	200	106	0	0,0	grün	grün
Bienenstich Hefeteig	100	300	16	7,2	rot	rot
Bienenstichtorte gefüllt Rührteig	100	353	21	6,6	rot	rot

Produktbezeichnung	Portion in g	kcal pro Portion	Fett-punkte pro P.	GSF pro Portion	Choles-terin	Fett-index
Bier alkoholarm	330	182	0	0,0	grün	grün
Bier alkoholfrei	330	86	0	0,0	grün	grün
Bier dunkel	330	122	0	0,0	grün	grün
Bier Export hell	330	145	0	0,0	grün	grün
Bier mit Limonade	330	112	0	0,0	grün	grün
Bierhefe	5	17	0	0,0	grün	grün
Bierhefe getrocknet	3	10	0	0,0	grün	grün
Bierhefe Tabletten	5	17	0	0,0	grün	grün
Bierschinken	30	54	4	1,3	rot	rot
Biersuppe	300	207	3	0,9	rot	gelb
Bierteig	100	226	7	1,3	rot	gelb
Bierwurst	30	76	7	2,4	rot	rot
Big Mäc	212	505	26	10,0	gelb	gelb
Bigosch	450	288	14	4,8	gelb	gelb
Birchermüsli mit Äpfeln und Sahne	150	218	11	3,4	gelb	gelb
Birkenpilz	100	19	1	0,1	grün	gelb
Birne	140	69	0	0,0	grün	grün
Birne gegart	125	69	0	0,0	grün	grün
Birne getrocknet	25	63	0	0,0	grün	grün
Birne Konserve netto	125	105	0	0,0	grün	grün
Birnenkompott	250	150	1	0,0	grün	grün
Birnenkonfitüre	25	69	0	0,0	grün	grün
Birnenkraut ungesüßt	25	52	0	0,0	grün	grün
Birnennektar	200	136	0	0,0	grün	grün
Birnensaft	200	108	0	0,0	grün	grün
Biskuitrolle	100	273	3	0,7	rot	rot
Biskuitrolle mit Erdbeeren und Sahne	100	216	12	6,4	rot	rot
Biskuitschnitte	100	391	19	10,9	rot	rot
Bismarckhering Konserve netto	65	117	8	1,5	rot	gelb
Bitterlikör	20	50	0	0,0	grün	grün
Bittermandelessenz	1	3	0	0,0	grün	grün
Bitterschokolade	20	79	4	2,2	grün	gelb

Produktbezeichnung	Portion in g	kcal pro Portion	Fett-punkte pro P.	GSF pro Portion	Choles-terin	Fett-index
Blätterteig TK	100	375	24	3,4	🟢	🟡
Blätterteigtaschen m. Spinat u. Feta	250	420	33	15,0	🔴	🔴
Blattsalat mit Dressing	100	65	5	0,6	🟢	🟡
Blattspinat	150	26	0	0,1	🟢	🟢
Blattspinat gegart	150	29	1	0,1	🟢	🟢
Blattspinat TK	150	27	0	0,1	🟢	🟢
Blaubeerkompott	250	243	1	0,1	🟢	🟢
Blauschimmelkäse 50 % F. i. Tr.	30	107	9	5,4	🔴	🔴
Bleichsellerie	150	26	0	0,1	🟢	🟢
Bleichsellerie gegart	150	26	0	0,1	🟢	🟢
Bleichsellerietrunk	200	10	0	0,0	🟢	🟢
Blinis	150	344	16	9,4	🔴	🔴
Blumenkohl	150	35	0	0,1	🟢	🟢
Blumenkohl gegart	150	27	0	0,1	🟢	🟢
Blumenkohl gesäuert	50	6	0	0,0	🟢	🟢
Blumenkohl mit Bechamelsoße	250	170	10	6,1	🔴	🔴
Blumenkohlauflauf	300	195	13	7,5	🔴	🔴
Blumenkohlcremesuppe	300	156	9	4,1	🟡	🟡
Blumenkohlgratin	300	513	49	27,5	🔴	🔴
Blumenkohlsuppe	350	543	39	14,5	🟡	🟡
Blutwurst frisch erhitzt	100	340	31	11,2	🟡	🟡
Bockbier hell	330	198	0	0,0	🟢	🟢
Bockshornklee	1	3	0	0,0	🟢	🟢
Bockwurst	115	340	30	11,0	🔴	🔴
Bockwurst mit Brötchen und Senf	180	554	35	12,5	🟡	🟡
Bockwurst mit Kartoffelsalat u. Senf	370	633	44	16,8	🟡	🟡
Bockwurst mit Senf	120	414	37	13,1	🔴	🔴
Bohne grün	150	38	0	0,1	🟢	🟢
Bohne grün gegart	150	38	0	0,1	🟢	🟢
Bohne grün gesäuert	50	7	0	0,0	🟢	🟢
Bohne grün in Butter geschwenkt	250	183	14	8,4	🔴	🔴
Bohne grün in heller Soße	250	125	6	2,0	🟢	🟡

Produktbezeichnung	Portion in g	kcal pro Portion	Fettpunkte pro P.	GSF pro Portion	Cholesterin	Fettindex
Bohne grün Konserve netto	150	32	0	0,1	grün	grün
Bohne weiß	150	395	2	0,3	grün	grün
Bohne weiß gegart	150	168	1	0,1	grün	grün
Bohne weiß Konserve netto	150	98	1	0,1	grün	grün
Bohnen-Paprikasalat	150	57	3	0,4	grün	gelb
Bohneneintopf mit Birnen und Speck	450	356	17	6,0	gelb	gelb
Bohneneintopf weiß mit Rindfleisch	450	491	19	7,7	gelb	gelb
Bohnenkraut	1	0	0	0,0	grün	grün
Bohnenkraut getrocknet	1	3	0	0,0	grün	grün
Bohnensalat grün mit Dressing	150	102	8	1,0	grün	gelb
Bohnensprossen	100	41	0	0,0	grün	grün
Bonbons	5	20	0	0,0	grün	grün
Borretsch	5	1	0	0,0	grün	grün
Borretsch getrocknet	1	2	0	0,0	grün	grün
Borschtsch	350	140	5	2,7	rot	rot
Bouillabaisse	400	308	17	8,4	rot	rot
Bouillon	300	147	8	3,4	rot	rot
Bouillonkartoffeln	250	140	2	0,6	grün	grün
Boysenbeere	125	43	0	0,0	grün	grün
Boysenbeere Konserve netto	125	93	0	0,0	grün	grün
Boysenbeerkonfitüre	25	67	0	0,0	grün	grün
Boysenbeernektar	200	100	0	0,0	grün	grün
Brandteig	100	201	13	6,6	rot	rot
Branntweinessig	15	3	0	0,0	grün	grün
Brät	100	285	27	10,0	rot	rot
Bratapfel	200	204	7	4,0	gelb	rot
Bratensoße Trockenpulver	3	4	0	0,1	grün	gelb
Bratensoße Konserve	50	26	1	0,4	rot	gelb
Brathering	200	554	42	7,6	rot	gelb
Bratkartoffeln	250	220	7	2,9	gelb	gelb
Bratlinge vegetarisch	100	147	8	1,2	grün	gelb
Bratwurst	100	282	26	9,3	rot	rot

Produktbezeichnung	Portion in g	kcal pro Portion	Fett-punkte pro P.	GSF pro Portion	Choles-terin	Fett-index
Bratwurst geräuchert	150	431	34	12,2	●○○	●○○
Bratwurst grob	150	470	42	14,9	●○○	●○○
Bratwurst mit Brötchen und Senf	180	475	30	10,8	○●○	○●○
Brause mit Fruchtgeschmack	200	84	0	0,0	○○●	○○●
Brause mit Gewürzauszügen	200	72	0	0,0	○○●	○○●
Bregenwurst	150	348	26	9,1	●○○	●○○
Bremer Pinkel	100	210	11	3,9	○●○	○●○
Brennnessel	150	74	1	0,2	○○●	○○●
Brennnessel getrocknet	1	3	0	0,0	○○●	○○●
Brennnesseltrunk	200	34	0	0,1	○○●	○○●
Brick 50 % F. i. Tr.	30	107	9	5,4	●○○	●○○
Brie 40 % F. i. Tr.	30	77	5	3,3	●○○	●○○
Brie 45 % F. i. Tr.	30	85	7	4,1	●○○	●○○
Brie 50 % F. i. Tr.	30	101	8	5,1	●○○	●○○
Brie 60 % F. i. Tr.	30	109	10	6,0	●○○	●○○
Broccoli	150	39	0	0,1	○○●	○○●
Broccoli gegart	150	35	0	0,1	○○●	○○●
Broccoli mit gerösteten Mandeln	250	135	7	1,5	○○●	○●○
Broccolicremesuppe	300	111	5	2,7	●○○	●○○
Broccoligratin	300	180	9	5,4	●○○	●○○
Brioches ohne Füllung	100	268	11	5,7	●○○	●○○
Brombeere	125	38	1	0,1	○○●	○○●
Brombeere Konserve netto	125	93	1	0,1	○○●	○○●
Brombeerkompott	250	183	2	0,1	○○●	○○●
Brombeerkonfitüre	25	67	0	0,0	○○●	○○●
Brombeersaft	200	68	2	0,1	○○●	○○●
Brötchen	45	112	1	0,2	○○●	○○●
Brötchen mit Ölsamen	45	113	2	0,3	○○●	○○●
Brotfrucht	125	141	0	0,1	○○●	○○●
Brotpudding	250	435	23	11,8	●○○	●○○
Brotsuppe	400	368	25	13,9	●○○	●○○
Brühe gekörnt / instant	3	4	0	0,1	○○●	○●○

Produktbezeichnung	Portion in g	kcal pro Portion	Fettpunkte pro P.	GSF pro Portion	Cholesterin	Fettindex
Brühwurst	100	296	26	9,5	rot	rot
Brunnenkresse	25	5	0	0,0	grün	grün
Brunnenkresse getrocknet	1	2	0	0,0	grün	grün
Brunnenkressetrunk	200	12	0	0,1	grün	grün
Buchecker	20	118	10	1,2	grün	grün
Buchteln	90	314	13	7,3	rot	rot
Buchweizen geschält	40	136	1	0,1	grün	grün
Buchweizen geschält gegart	180	164	1	0,2	grün	grün
Buchweizen Vollkorn	40	136	1	0,1	grün	grün
Buchweizen Vollkorn gegart	180	196	1	0,2	grün	grün
Buchweizenbrötchen	45	111	1	0,2	grün	grün
Buchweizengrütze gegart	180	130	1	0,1	grün	grün
Buchweizengrütze	40	136	1	0,1	grün	grün
Buchweizenmehl	10	35	0	0,0	grün	grün
Buchweizenvollkornmehl	10	34	0	0,0	grün	grün
Buchweizenvollkornbrot	60	129	1	0,1	grün	grün
Bückling	125	271	20	4,0	rot	gelb
Bulgur	180	585	2	0,3	grün	grün
Burgunderwein	130	101	0	0,0	grün	grün
Burgunder Schinken in Aspik	30	36	1	0,3	rot	rot
Burgunderbraten mit Soße u. Gemüse	350	294	16	7,2	rot	rot
Buschbohne grün	150	38	0	0,1	grün	grün
Buschbohne grün netto Konserve	150	32	0	0,1	grün	grün
Butter	20	148	17	10,1	rot	rot
Butter halbfett	20	76	8	4,8	rot	rot
Butter mit Kräutern	20	130	15	8,9	rot	rot
Buttercremetorte Biskuit	100	316	19	11,3	rot	rot
Buttergebäck	50	249	13	7,4	rot	rot
Butterhörnchen	50	151	4	2,5	gelb	gelb
Butterkäse 30 % F. i. Tr.	30	74	5	2,8	rot	rot
Butterkäse 45 % F. i. Tr.	30	90	7	4,3	rot	rot
Butterkäse 50 % F. i. Tr.	30	97	8	4,8	rot	rot

Produktbezeichnung	Portion in g	kcal pro Portion	Fett-punkte pro P.	GSF pro Portion	Choles-terin	Fett-index
Butterkäse 60 % F. i. Tr.	30	114	10	6,3	🔴	🔴
Butterkeks	5	24	1	0,6	🟡	🟡
Butterkuchen	100	376	18	9,6	🟡	🟡
Buttermilch	200	72	1	0,6	🟡	🟡
Buttermilch mit Fruchtzubereitung	200	150	1	0,5	🟢	🟢
Buttermilchgelee mit Erdbeeren	250	205	1	0,5	🟢	🟢
Buttermilchkaltschale	350	193	2	1,0	🟡	🟡
Buttermilchspeise	250	263	3	1,7	🟢	🟢
Buttermilchsuppe	350	217	2	1,0	🟢	🟢
Butterpilz	100	11	0	0,1	🟢	🟡
Butterpilz getrocknet	25	29	1	0,2	🟢	🟡
Butterpilz Konserve netto	100	11	0	0,1	🟢	🟡
Butterreis	250	318	6	3,7	🟡	🟡
Butterschmalz	15	132	15	9,1	🔴	🔴
C						
Cabanossi	150	677	66	23,7	🔴	🔴
Calvados	20	63	0	0,0	🟢	🟢
Camembert 20 % F. i. Tr.	30	53	3	1,6	🟡	🟡
Camembert 30 % F. i. Tr.	30	63	4	2,4	🔴	🔴
Camembert 40 % F. i. Tr.	30	80	6	3,6	🔴	🔴
Camembert 45 % F. i. Tr.	30	86	7	4,1	🔴	🔴
Camembert 50 % F. i. Tr.	30	93	8	4,6	🔴	🔴
Camembert 60 % F. i. Tr.	30	109	10	6,0	🔴	🔴
Camembert 70 % F. i. Tr.	30	122	12	7,3	🔴	🔴
Camembert gebacken	140	400	24	13,1	🔴	🔴
Cannelloni alla napoletana	350	480	27	10,8	🔴	🔴
Cannelloni überbacken	350	515	18	6,8	🔴	🟡
Carissa	125	100	1	0,3	🟢	🟢
Cashewmus	20	123	10	2,2	🟢	🟡
Cashewnuss	20	114	8	1,9	🟢	🟡
Cashewnuss geröstet und gesalzen	20	117	9	2,1	🟢	🟡

Produktbezeichnung	Portion in g	kcal pro Portion	Fettpunkte pro P.	GSF pro Portion	Cholesterin	Fettindex
Cervelatwurst	30	111	10	3,5	🔴	🔴
Cevapcici mit Reis und Zwiebeln	150	354	21	11,9	🔴	🔴
Champagner	100	79	0	0,0	🟢	🟢
Champignon	100	15	0	0,1	🟢	🟢
Champignon gegart	100	15	0	0,1	🟢	🟢
Champignon getrocknet	25	53	1	0,2	🟢	🟢
Champignon Konserve netto	100	14	0	0,1	🟢	🟢
Champ.cremesuppe Trockenprodukt	25	98	6	1,5	🟢	🟡
Champignoncremesuppe	320	102	8	3,2	🟡	🟡
Champignonpastete mit Mürbeteig	200	630	52	21,5	🔴	🔴
Champignons gefüllt	250	308	20	8,2	🔴	🔴
Champignons in Sahnesoße	250	178	15	8,9	🔴	🔴
Champignonsoße m. Sahne u. Weißw.	60	55	4	3,1	🟢	🟡
Cheddar 50 % F. i. Tr.	30	122	10	6,2	🔴	🔴
Cheeseburger	117	302	13	6,5	🟡	🟡
Cherimoya	125	81	0	0,1	🟢	🟢
Cherry Brandy	20	61	0	0,0	🟢	🟢
Chester 20 % F. i. Tr.	30	74	4	2,1	🟡	🟡
Chester 30 % F. i. Tr.	30	88	5	3,3	🔴	🔴
Chester 45 % F. i. Tr.	30	110	9	5,2	🔴	🔴
Chester 50 % F. i. Tr.	30	118	10	5,9	🔴	🔴
Chicoree	50	9	0	0,0	🟢	🟢
Chicoree mit Käse überbacken	150	108	8	5,0	🔴	🔴
Chicoreesalat mit Dressing	150	165	15	2,9	🟡	🟡
Chilli con carne	250	200	13	4,2	🔴	🔴
Chilli Gewürz	1	3	0	0,0	🟢	🟢
Chillisoße mit Tomaten	20	25	0	0,1	🟢	🟢
Chinakohl	150	21	0	0,1	🟢	🟢
Chinakohl gegart	150	18	0	0,1	🟢	🟢
Chinesische Suppe	350	273	11	4,2	🔴	🟡
Clementine	40	18	0	0,0	🟢	🟢
Clementine Konserve netto	125	100	0	0,1	🟢	🟢

Produktbezeichnung	Portion in g	kcal pro Portion	Fett-punkte pro P.	GSF pro Portion	Choles-terin	Fett-index
Clementinennektar	200	124	0	0,1	🟢	🟢
Clementinensaft	200	88	0	0,1	🟢	🟢
Cocktail Dressing Fertigprodukt	25	144	16	1,9	🔴	🟡
Cocktailkirsche	25	66	0	0,0	🟢	🟢
Cocktailwürstchen Konserve	10	30	3	1,0	🔴	🔴
Cognac	20	47	0	0,0	🟢	🟢
Cola	200	122	0	0,0	🟢	🟢
Cola kalorienarm	200	8	0	0,0	🟢	🟢
Cordon bleu vom Kalb	150	275	14	6,9	🔴	🔴
Cordon bleu vom Schwein	150	326	15	8,0	🔴	🔴
Corned Beef	30	42	2	0,8	🔴	🔴
Corned Beef deutsch Konserve	150	189	5	2,2	🔴	🟡
Cornflakes	30	107	0	0,0	🟢	🟢
Cornflakes mit Milch und Zucker	150	287	3	1,9	🟢	🟡
Couscous	250	565	22	7,6	🟢	🟡
Crème fraîche 30 % Fett	25	72	8	4,6	🔴	🔴
Crème fraîche 40 % Fett	25	93	10	6,1	🔴	🔴
Cremeeis	75	141	7	3,1	🔴	🔴
Cremespeisenpulver	3	11	0	0,0	🟢	🟢
Cremetorte Biskuit	100	316	19	11,3	🔴	🔴
Cremetorte Rührteig	100	261	11	4,7	🔴	🔴
Crêpes Suzette	200	378	16	8,1	🔴	🔴
Croissant	70	356	24	10,5	🟡	🟡
Croque Mozzarella mit Tomate	200	416	16	9,6	🟡	🔴
Croque Salami mit Salat und Tomate	170	425	18	6,7	🟡	🟡
Croque Schink. m. Käse, Salat u. Tom.	235	531	24	9,3	🔴	🔴
Cumberlandsoße	45	90	0	0,0	🟢	🟢
Curacao	20	64	0	0,0	🟢	🟢
Curry Bratwurst	150	410	38	13,5	🔴	🔴
Curry Grillsoße	20	27	0	0,0	🟢	🟢
Curryketchup	20	22	0	0,0	🟢	🟢
Currypulver	1	3	0	0,0	🟢	🟢

Produktbezeichnung	Portion in g	kcal pro Portion	Fett-punkte pro P.	GSF pro Portion	Choles-terin	Fett-index
Currysoße indisch	60	38	2	1,8	🟢	🟡
Currywurst mit Curryketchup	100	264	23	8,4	🔴	🔴
D						
Dampfnudeln	110	281	11	6,2	🔴	🔴
Danablu 50 % F. i. Tr.	30	104	9	5,4	🔴	🔴
Danbo 45 % F. i. Tr.	30	97	8	4,6	🔴	🔴
Dattel	100	280	1	0,1	🟢	🟢
Dattel getrocknet	25	71	0	0,0	🟢	🟢
Debreziner	150	495	45	16,3	🔴	🔴
Debreziner Bohnengulasch	350	322	20	11,3	🔴	🔴
Dessertpulver für Quarkspeisen	3	11	0	0,0	🟢	🟢
Dessertwein	50	95	0	0,0	🟢	🟢
Deutsche Salami	30	110	10	3,5	🔴	🔴
Diabetiker Eiswaffeln	20	89	6	0,9	🔴	🟡
Diabetiker Haferkeks	20	83	4	0,6	🟢	🟡
Diabetiker Karamelbonbon	3	7	0	0,0	🟢	🟡
Diabetiker Nougat	20	115	8	2,7	🟢	🟡
Diabetiker Nussnougatcreme	25	130	8	1,1	🟢	🟡
Diabetiker Vollkornzwieback	10	35	1	0,1	🟢	🟢
Diabetikerbier Pils	330	125	0	0,0	🟢	🟢
Diab.-marmelade mit Fruchtzucker	25	27	0	0,0	🟢	🟢
Diabetikerschokolade	20	82	2	1,2	🟢	🟡
Diabetikersirup	25	68	0	0,0	🟢	🟢
Diabetikerzucker	5	12	0	0,0	🟢	🟢
Dicke Bohne	150	126	1	0,2	🟢	🟢
Dicke Bohne gegart	150	149	1	0,2	🟢	🟢
Dicke Bohne getrocknet	50	163	1	0,2	🟢	🟢
Dicke Bohne Konserve netto	150	108	1	0,2	🟢	🟢
Dicke Bohnen in heller Soße	250	215	6	2,4	🟢	🟡
Dicke Bohneneintopf mit Speck	450	756	27	8,6	🟡	🟡
Dickmilch 0,3 % Fett	150	51	0	0,1	🟢	🟢

Produktbezeichnung	Portion in g	kcal pro Portion	Fett-punkte pro P.	GSF pro Portion	Choles-terin	Fett-index
Dickmilch 1,5 % Fett	150	69	2	1,4	🔴	🔴
Dickmilch 3,5 % Fett	150	96	5	3,2	🔴	🔴
Dickmilch 10 % Fett	150	177	15	9,1	🔴	🔴
Dickmilch mit Früchten 0,3 % Fett	150	110	0	0,1	🟢	🟢
Dickmilch mit Früchten 1,5 % Fett	150	125	2	1,1	🟡	🟡
Dickmilch mit Früchten 3,5 % Fett	150	146	4	2,7	🟡	🔴
Dickmilch mit Müsli	150	186	6	2,8	🟡	🟡
Dill	5	3	0	0,0	🟢	🟢
Dill getrocknet	1	3	0	0,0	🟢	🟢
Dillgurke sauer	50	4	0	0,0	🟢	🟢
Distelöl	12	105	12	1,1	🟢	🟡
Dominosteine	48	185	4	0,8	🟢	🟢
Donauwellen	70	218	13	7,8	🔴	🔴
Döner Kebab	350	665	17	5,2	🔴	🟡
Doppelbock	330	205	0	0,0	🟢	🟢
Dörrpflaumenkompott	250	173	1	0,1	🟢	🟢
Dosenschinken	30	36	1	0,5	🔴	🟡
Dresdner Stollen	100	408	22	11,6	🔴	🔴
Dukatenplätzchen	50	258	16	9,2	🟡	🟡
E						
Eclairs mit Sahne	100	294	22	9,2	🔴	🔴
Edamer 30 % F. i. Tr.	30	77	5	2,9	🔴	🔴
Edamer 40 % F. i. Tr.	30	95	7	4,3	🔴	🔴
Edamer 45 % F. i. Tr.	30	106	8	5,2	🔴	🔴
Edamer 50 % F. i. Tr.	30	106	9	5,4	🔴	🔴
Edelkastanie geröstet	60	143	6	0,6	🟢	🟢
Edelkastanie gegart	60	101	1	0,2	🟢	🟢
Edelkastanienmehl	10	18	0	0,0	🟢	🟢
Edelkastanienmus	20	36	0	0,1	🟢	🟢
Edelpilzkäse 45 % F. i. Tr.	30	91	7	4,4	🔴	🔴
Edelpilzkäse 50 % F. i. Tr.	30	107	9	5,4	🔴	🔴

Produktbezeichnung	Portion in g	kcal pro Portion	Fettpunkte pro P.	GSF pro Portion	Cholesterin	Fettindex
Edelpilzkäse 60 % F. i. Tr.	30	128	12	7,1	🔴	🔴
Ei	60	92	7	2,0	🔴	🔴
Ei gebraten	60	98	7	2,1	🔴	🔴
Eier mit Senfsoße	130	163	12	3,5	🔴	🔴
Eier pochiert (Verlorene Eier)	120	185	13	4,0	🔴	🔴
Eier russisch	120	242	18	6,1	🔴	🔴
Eierflockensuppe	330	112	7	2,9	🔴	🔴
Eierlikör	20	57	1	0,4	🔴	🔴
Eierpfannkuchen	250	525	25	7,6	🔴	🟡
Eierpfannkuchen mit Äpfeln	270	359	14	2,8	🔴	🟡
Eierstich Suppeneinlage	30	33	2	0,8	🔴	🔴
Eigelb	22	77	7	2,1	🔴	🔴
Einfacheiscreme	75	97	1	0,4	🟢	🟢
Eintopf m. Birnen, Kartoffeln u. Fleisch	450	351	12	4,2	🔴	🟡
Eintopf mit Gemüse	450	243	7	1,7	🟢	🟡
Eis mit Sahne	100	136	9	5,7	🔴	🔴
Eis mit Sahne und Früchten	150	189	12	7,1	🔴	🔴
Eisbaisertorte	250	595	24	14,0	🔴	🔴
Eisbecher Birne Helene	300	549	34	20,5	🔴	🔴
Eisbecher mit Sahne und Früchten	350	693	43	25,3	🔴	🔴
Eisbecher Pfirsich Melba	250	445	15	8,9	🟡	🔴
Eisbein gepökelt gekocht	250	363	21	7,4	🔴	🔴
Eisbein Haxe gegart i. D.	175	383	20	7,2	🔴	🔴
Eisbergsalat	50	7	0	0,0	🟢	🟢
Eisbock	330	287	0	0,0	🟢	🟢
Eiscreme	75	120	2	1,2	🟡	🟡
Eiskaffee	250	573	55	32,7	🔴	🔴
Eiskonfekt	12	63	4	3,1	🟢	🔴
Eiswein Beerenauslese	130	127	0	0,0	🟢	🟢
Eiszapfen weiß	100	14	0	0,0	🟢	🟢
Eiweiß	38	19	0	0,0	🟢	🟢
Elisenlebkuchen	25	103	5	0,5	🔴	🟡

Produktbezeichnung	Portion in g	kcal pro Portion	Fett-punkte pro P.	GSF pro Portion	Choles-terin	Fett-index
Emmentaler 45 % F. i. Tr.	30	115	9	5,5	🔴	🔴
Endivien	50	6	0	0,0	🟢	🟢
Ente gebraten mit Orangensoße	300	654	47	12,6	🔴	🔴
Ente mit Haut gegart	150	261	11	3,1	🔴	🟡
Entenei	50	92	7	2,1	🔴	🔴
Entenfett	15	132	15	4,5	🟡	🟡
Entenklein	150	365	30	8,3	🔴	🔴
Entenklein gegart	150	266	14	3,8	🔴	🟡
Entenleber	125	164	6	1,8	🔴	🟡
Entenschenkel gegart	150	273	14	3,8	🔴	🟡
Erbse grün	150	123	1	0,3	🟢	🟢
Erbse gekeimt	100	32	0	0,1	🟢	🟢
Erbse grün getrocknet gegart	150	158	1	0,4	🟢	🟢
Erbse grün gedünstet mit Kräutern	250	303	11	6,5	🟡	🔴
Erbse grün gegart	150	126	1	0,3	🟢	🟢
Erbse grün getrocknet	50	144	1	0,3	🟢	🟢
Erbse grün in heller Soße	250	218	3	0,9	🟢	🟢
Erbse grün Konserve netto	150	105	1	0,3	🟢	🟢
Erbsen-Mais-Gemüse gedünstet	250	298	17	4,2	🟢	🟢
Erbsen und Möhren in heller Soße	250	135	7	2,1	🟢	🟡
Erbseneintopf mit Würstchen	450	405	19	7,4	🟡	🟡
Erbsenpüree von Trockenerbsen	250	235	3	1,0	🟢	🟢
Erbsensuppe	400	244	15	10,0	🟢	🟡
Erbsensuppe mit Speck	400	344	13	6,4	🟡	🟡
Erbsensuppe püriert	350	294	15	6,2	🟢	🟡
Erbswurst	30	92	7	2,5	🟡	🟡
Erdbeerbowle	200	158	0	0,0	🟢	🟢
Erdbeercreme	200	322	22	13,1	🔴	🔴
Erdbeere	125	40	1	0,0	🟢	🟢
Erdbeere Konserve netto	125	83	0	0,0	🟢	🟢
Erdbeereis	100	105	2	1,1	🟡	🟡
Erdbeerkonfitüre	25	67	0	0,0	🟢	🟢

Produktbezeichnung	Portion in g	kcal pro Portion	Fett-punkte pro P.	GSF pro Portion	Choles-terin	Fett-index
Erdbeersahnetorte	100	202	11	6,1	● ○ ○	● ○ ○
Erdnuss	20	112	10	1,8	○ ○ ●	○ ○ ●
Erdnuss dragiert	25	133	10	1,8	○ ○ ●	○ ○ ●
Erdnuss geröstet und gesalzen	20	114	10	1,8	○ ○ ●	○ ○ ●
Erdnuss geröstet	20	116	10	1,8	○ ○ ●	○ ○ ●
Erdnusskrokant	20	87	2	0,4	○ ○ ●	○ ○ ●
Erdnussbutter	20	119	10	2,0	○ ○ ●	○ ○ ●
Erdnussflips	25	132	9	1,6	○ ○ ●	○ ○ ●
Erdnussmus	20	116	10	1,8	○ ○ ●	○ ○ ●
Erdnussmus gesalzen	20	113	10	1,7	○ ○ ●	○ ○ ●
Erdnussöl	12	105	12	2,2	○ ○ ●	○ ○ ●
Erdnussplätzchen	50	260	17	7,0	● ○ ○	● ○ ○
Esrom 45 % F. i. Tr.	30	94	7	4,5	● ○ ○	● ○ ○
Essig / Weinessig	15	3	0	0,0	○ ○ ●	○ ○ ●
Essig Kräutersoße	45	239	26	3,1	○ ○ ●	○ ○ ●
Essigmarinade	45	136	15	1,7	○ ○ ●	○ ○ ●
Estragon	5	2	0	0,0	○ ○ ●	○ ○ ●
Estragon getrocknet	1	3	0	0,0	○ ○ ●	○ ○ ●
F						
Fasan	150	203	8	2,6	● ○ ○	○ ● ○
Feige	20	13	0	0,0	○ ○ ●	○ ○ ●
Feige getrocknet	25	71	1	0,1	○ ○ ●	○ ○ ●
Felchen gegart	180	140	4	1,1	● ○ ○	○ ● ○
Felchen geräuchert	75	81	3	0,7	● ○ ○	○ ● ○
Feldsalat	50	7	0	0,0	○ ○ ●	○ ○ ●
Fenchel	150	38	0	0,1	○ ○ ●	○ ○ ●
Fenchel gegart	150	33	0	0,1	○ ○ ●	○ ○ ●
Fenchelsamen frisch	5	17	1	0,0	○ ○ ●	○ ○ ●
Feta	30	71	6	3,6	● ○ ○	● ○ ○
Filetsteak gebraten	200	296	15	8,1	● ○ ○	● ○ ○
Filetsteak mit Kräuterbutter	200	548	40	23,4	● ○ ○	● ○ ○

Produktbezeichnung	Portion in g	kcal pro Portion	Fett-punkte pro P.	GSF pro Portion	Choles-terin	Fett-index
Fisch in Gelee	125	233	11	2,2	🔴	🟡
Fisch TK paniert	150	177	2	0,4	🔴	🔴
Fischauflauf mit Gemüse	300	213	10	4,5	🔴	🔴
Fischbrühe	300	69	4	1,9	🟢	🟡
Fischcurry mit Soße	300	297	12	3,1	🔴	🟡
Fischfilet Müllerin	230	412	22	7,1	🔴	🔴
Fischfilet paniert	200	346	12	8,8	🔴	🔴
Fischfrikadelle	120	190	7	3,1	🔴	🔴
Fischfrikassee mit Soße	300	321	14	3,3	🔴	🟡
Fischkroketten	180	193	4	1,3	🔴	🔴
Fischsalat mit Gemüse u. Mayonnaise	100	94	5	1,9	🔴	🔴
Fischsalat mit Salatsoße	100	189	13	3,3	🔴	🔴
Fischstäbchen gebraten	150	290	13	10,2	🔴	🔴
Fischsuppe gebunden	400	492	38	15,7	🔴	🔴
Fladenbrot	50	118	1	0,2	🟢	🟢
Flädle Trockenprodukt	60	211	2	0,2	🔴	🟡
Flädlesuppe	330	221	12	7,7	🔴	🔴
Flammeri mit Erdbeeren	250	360	22	11,6	🔴	🔴
Fleischextrakt	5	9	0	0,0	🟢	🟢
Fleisch-Gemüse-Pie	200	442	26	13,5	🔴	🔴
Fleischbrühe klar	300	147	8	3,4	🔴	🔴
Fleischbrühe mit Nudeln	330	215	8	3,1	🔴	🟡
Fleischbrühe mit Gemüse	350	140	7	3,1	🔴	🔴
Fleischbrühe Würfel	5	7	0	0,1	🟢	🟡
Fleischkäse einfach	30	95	8	3,0	🔴	🔴
Fleischkäse grob	30	81	7	2,4	🔴	🔴
Fleischkäse im Teigmantel	200	710	58	21,7	🔴	🔴
Fleischklößchen	50	96	6	2,4	🔴	🔴
Fleischpastete	350	875	53	26,7	🔴	🔴
Fleischpirogge mit Sauerkraut	350	592	31	18,5	🔴	🔴
Fleischsuppe klar Brühwürfel	5	7	0	0,1	🟢	🟡
Fleischtomate	150	26	0	0,1	🟢	🟢

Produktbezeichnung	Portion in g	kcal pro Portion	Fettpunkte pro P.	GSF pro Portion	Cholesterin	Fettindex
Fleischwurst	30	85	8	2,7	🔴	🔴
Fleischwurst im Blätterteig	200	662	53	22,4	🔴	🔴
Flunder gebraten	250	368	20	8,4	🔴	🔴
Flunder gegart	180	83	3	0,6	🔴	🟡
Flunder geräuchert	75	76	3	0,5	🔴	🟡
Flunder paniert	200	358	18	7,6	🔴	🔴
Flunderfilet	150	143	5	1,0	🔴	🟡
Flunderfilet gegart	150	168	6	1,2	🔴	🟡
Flusskrebs gegart	100	92	1	0,1	🔴	🟡
Flusskrebs Konserve in Öl netto	60	92	6	0,7	🔴	🟡
Fondant	20	71	0	0,0	🟢	🟢
Fondantkonfekt	20	76	0	0,3	🟢	🟡
Forelle blau	200	236	6	1,5	🔴	🟡
Forelle gegart	180	115	3	0,9	🔴	🟡
Forelle geräuchert	75	90	3	0,7	🔴	🟡
Forelle Müllerin	200	354	17	8,7	🔴	🔴
Forelle paniert	200	376	17	7,7	🔴	🔴
Forellenfilet	150	170	5	1,3	🔴	🟡
Forellenfilet gegart	150	185	4	1,1	🔴	🟡
Frankfurter Kranz	70	254	17	8,7	🔴	🔴
Frankfurter Würstchen	100	276	24	8,8	🔴	🔴
French Dressing Fertigprodukt	25	52	5	0,8	🟢	🟡
Frikadelle	70	109	4	1,4	🔴	🟡
Frischkäse 50 % F. i. Tr.	30	84	7	4,3	🔴	🔴
Frischkäse 60 % F. i. Tr.	30	101	9	5,7	🔴	🔴
Frischkäse 70 % F. i. Tr.	30	113	11	6,7	🔴	🔴
Frischkäse mit Kräutern Magerstufe	30	27	0	0,2	🟢	🟡
Frischkäse mit Kräutern 60 % F. i. Tr.	30	75	7	4,2	🔴	🔴
Fritierfett	15	132	15	6,7	🟢	🟡
Fruchtdickmilch mit Süßstoff	150	93	5	2,9	🔴	🔴
Früchtebrot	45	158	5	0,6	🔴	🟡
Früchtebrot Rührteig	70	245	8	1,0	🔴	🟡

Produktbezeichnung	Portion in g	kcal pro Portion	Fett-punkte pro P.	GSF pro Portion	Choles-terin	Fett-index
Früchtecreme	200	228	6	3,8	○●○	○●○
Fruchteis	75	99	1	0,6	○○●	○○●
Früchtemüsli	40	136	2	0,3	○○●	○○●
Früchtequark	250	258	2	1,0	○○●	○●○
Früchtetee	125	1	0	0,0	○○●	○○●
Fruchtgummi	5	9	0	0,0	○○●	○○●
Fruchtjoghurt mit Süßstoff	150	96	5	3,1	●○○	●○○
Fruchtquark mit Süßstoff	150	110	0	0,2	○○●	○○●
Fruchtsaftgetränk Zitrus kalorienarm	200	24	0	0,0	○○●	○○●
Fruchtsaftgetränk Zitrus	200	94	0	0,0	○○●	○○●
Fruchtsaftgetränk Beerenobst	200	102	0	0,0	○○●	○○●
Fruchtsaftgetränk Trauben	200	124	0	0,1	○○●	○○●
Fruchtsaftlikör	20	61	0	0,0	○○●	○○●
Fruchtschaumdessert aus Pulver	150	164	0	0,0	○○●	○○●
Fruchtschnitten	50	157	6	1,8	○○●	○●○
Fruchtsirup	25	72	0	0,0	○○●	○○●
Fruchtzucker	5	20	0	0,0	○○●	○○●
Frühlingsquark mit Kartoffel u. Butter	400	412	19	11,7	●○○	●○○
Frühlingsrolle mit Gemüsefüllung	150	305	19	6,5	●○○	●○○
Frühlingssuppe klar	350	175	5	2,1	○●○	○●○
Frühstücksfleisch	30	87	8	2,7	●○○	●○○
Fürst Pückler-Eisbombe	250	805	65	38,4	●○○	●○○
G						
Gaisburger Marsch Konserve	500	720	22	9,0	●○○	○●○
Gans	150	507	47	13,7	●○○	●○○
Gans gegart	150	419	31	9,2	●○○	●○○
Gänsebraten mit Soße	300	975	89	26,0	●○○	●○○
Gänseei	65	116	9	2,6	●○○	●○○
Gänsekeule überbacken mit Soße	300	561	44	16,8	●○○	●○○
Gänseklein gegart	150	437	34	9,9	●○○	●○○
Gänseleber	125	164	5	1,7	●○○	○●○

Produktbezeichnung	Portion in g	kcal pro Portion	Fett-punkte pro P.	GSF pro Portion	Choles-terin	Fett-index
Gänseleber in Aspik	30	35	1	0,3	🔴	🔴
Gänseleberpastete	30	74	5	1,9	🔴	🔴
Gänseleberwurst mit Trüffeln	30	76	5	1,9	🔴	🔴
Gänseschmalz	15	132	15	4,0	🟡	🟡
Garnele	100	102	2	0,3	🔴	🟡
Garnelencremesuppe Konserve	250	520	39	4,7	🔴	🟡
Garnelensuppe Konserve	250	220	4	0,6	🔴	🟡
Gartenkürbis	150	20	0	0,1	🟢	🟢
Gartenkürbis gesäuert	50	4	0	0,0	🟢	🟢
Gartenkürbis Konserve netto	150	14	0	0,0	🟢	🟢
Gazpacho	350	67	5	1,9	🟡	🟡
Geflügelbrühe	300	240	18	6,1	🔴	🔴
Geflügelcremesuppe	350	210	14	5,7	🔴	🔴
Geflügeldöner	350	574	9	2,1	🔴	🔴
Geflügelkraftbrühe	300	294	21	7,1	🔴	🔴
Geflügelkroketten	200	350	22	7,2	🔴	🔴
Geflügelmortadella	30	52	3	1,0	🔴	🔴
Geflügelsalat mit Walnüssen u. Sahne	100	262	19	4,1	🔴	🟡
Gekochte Eier	60	92	7	2,0	🔴	🔴
Gelatine	1	3	0	0,0	🟢	🟢
Gelee extra	25	65	0	0,0	🟢	🟢
Geleefrüchte	25	82	0	0,0	🟢	🟢
Gemüse überbacken in Käsesoße	350	312	19	12,5	🔴	🔴
Gemüsebratling	200	264	14	4,9	🟢	🟡
Gemüsebrühe	300	57	5	0,7	🟢	🟡
Gemüseburger	200	236	7	3,0	🔴	🔴
Gemüsecremesuppe	350	130	6	3,5	🟡	🟡
Gemüseeintopf	350	252	9	4,4	🟢	🔴
Gemüseeintopf mit Rind	450	212	6	2,3	🔴	🔴
Gemüseeintopf mit Weißkohl	450	234	8	1,0	🟢	🟢
Gemüseeintopf mit Hammel	450	410	24	10,7	🔴	🔴
Gemüsemischung gegart	150	51	0	0,1	🟢	🟢

Produktbezeichnung	Portion in g	kcal pro Portion	Fett-punkte pro P.	GSF pro Portion	Choles-terin	Fett-index
Gemüsemischung Konserve netto	150	48	0	0,1	grün	grün
Gemüseplatte mit Kartoffeln	250	200	9	3,3	gelb	gelb
Gemüsereis	250	228	5	1,4	grün	grün
Gemüsesalat gegart mit Mayonnaise	150	131	9	1,2	gelb	gelb
Gemüsesalat gegart m. Joghurtdress.	150	62	1	0,7	grün	gelb
Gemüsesalat gegart m. Essigmarinade	150	57	0	0,1	grün	grün
Gemüsesuppe italienisch	350	133	5	0,6	gelb	gelb
Gemüsesuppe mit Graupen	450	189	7	3,8	grün	gelb
Gemüsetrunk	200	24	0	0,1	grün	grün
Gemüsezwiebel	80	22	0	0,0	grün	grün
Germknödel	330	842	46	21,7	gelb	gelb
Gerste Vollkorn	40	128	1	0,2	grün	grün
Gerste Vollkorn gegart	180	184	1	0,2	grün	grün
Gerstenbrot	45	95	0	0,1	grün	grün
Gerstenflocken	40	126	1	0,1	grün	grün
Gerstenmehl	10	34	0	0,0	grün	grün
Gerstensuppe Bündner Art	350	116	4	1,6	rot	rot
Getränkepulver Orange	25	96	0	0,0	grün	grün
Getreidebratling	200	236	6	1,1	rot	gelb
Getreidesprossen	12	8	0	0,0	grün	grün
Gewürzgurke	50	8	0	0,0	grün	grün
Gewürzkuchen Rührteig	70	252	11	3,7	rot	gelb
Gewürzmischung chinesisch	1	3	0	0,0	grün	grün
Gin	20	52	0	0,0	grün	grün
Glühwein	200	210	0	0,0	grün	grün
Glutamat	0,5	2	0	0,0	grün	grün
Glutenfleisch braun	30	41	1	0,1	grün	grün
glutenfr. Biskuit	20	99	5	0,6	grün	grün
glutenfr. Brot dunkel	45	100	1	0,1	grün	grün
glutenfr. Gewürzgebäck	20	86	3	0,4	grün	grün
glutenfr. Hirsemüsli	40	123	2	0,3	grün	grün
glutenfr. Hirsebrot	45	114	1	0,1	grün	grün

Produktbezeichnung	Portion in g	kcal pro Portion	Fett-punkte pro P.	GSF pro Portion	Choles-terin	Fett-index
glutenfr. Kastanienbrot	45	80	0	0,0	🟢	🟢
glutenfr. Knusperbrot	10	27	0	0,0	🟢	🟢
glutenfr. Körnerbrot	45	98	2	0,3	🟢	🟢
glutenfr. Löffelbiskuit	20	84	2	0,4	🔴	🟡
glutenfr. Maiskeks	20	88	3	0,4	🟢	🟢
glutenfr. Mehl	10	35	0	0,0	🟢	🟢
glutenfr. Mehlmischung für Brot	10	35	0	0,0	🟢	🟢
glutenfr. Müslikeks	20	86	4	0,5	🟢	🟢
glutenfr. Nudeln roh	60	213	0	0,0	🟢	🟢
glutenfr. Paniermehl	8	30	1	0,1	🟢	🟢
glutenfr. Plätzchen	20	47	0	0,0	🟢	🟢
glutenfr. Rosinenbrot	45	123	2	0,3	🟢	🟡
glutenfr. Schokokeks	20	87	3	0,6	🟢	🟡
glutenfr. Toastbrot	30	86	1	0,2	🟢	🟢
glutenfr. Waffeln	20	102	6	0,7	🟢	🟡
glutenfr. Weißbrot	40	97	1	0,1	🟢	🟢
glutenfr. Zitronenkeks	20	102	6	0,8	🟢	🟢
glutenfr. Zwieback	10	44	2	0,2	🔴	🟡
Goldbackfisch TK	150	225	11	3,6	🔴	🟡
Gorgonzola	30	107	9	5,7	🔴	🔴
Gouda 30 % F. i. Tr.	30	77	5	2,9	🔴	🔴
Gouda 40 % F. i. Tr.	30	90	7	4,1	🔴	🔴
Gouda 45 % F. i. Tr.	30	110	9	5,3	🔴	🔴
Gouda 50 % F. i. Tr.	30	110	9	5,6	🔴	🔴
Gouda 60 % F. i. Tr.	30	126	11	6,9	🔴	🔴
Grahambrot	40	85	1	0,1	🟢	🟢
Granatapfel	125	98	1	0,2	🟢	🟢
Granatapfelsaft	200	154	1	0,2	🟢	🟢
Grand Marnier	20	64	0	0,0	🟢	🟢
Grapefruit	100	50	0	0,0	🟢	🟢
Grapefruitkonfitüre	25	69	0	0,0	🟢	🟢
Grapefruitnektar	200	128	0	0,0	🟢	🟢

Produktbezeichnung	Portion in g	kcal pro Portion	Fett-punkte pro P.	GSF pro Portion	Choles-terin	Fett-index
Grapefruitsaft	200	96	0	0,1	🟢	🟢
Graubrot	45	95	0	0,1	🟢	🟢
Graubrot mit Ölsamen	45	102	1	0,2	🟢	🟢
Graubrot mit Zwiebeln	45	92	0	0,0	🟢	🟢
Graubrot mit Sesam	45	101	1	0,2	🟢	🟢
Graupen, Perlgraupen	20	68	0	0,1	🟢	🟢
Graupensuppe	350	172	6	2,4	🟢	🟡
Greyerzer 50 % F. i. Tr.	30	122	10	5,9	🔴	🔴
Grießbrei	200	146	4	1,9	🔴	🔴
Grießflammeri mit Mandeln	250	400	19	5,4	🔴	🟡
Grießklößchensuppe	350	504	30	16,4	🔴	🔴
Grießklöße	250	378	14	7,5	🔴	🔴
Grießnockerln	30	133	11	8,5	🔴	🔴
Grießpudding	250	545	31	20,5	🔴	🔴
Grießschnitten	250	435	16	7,6	🔴	🔴
Grießsuppe aus Milch	350	340	11	6,8	🟡	🔴
Grießsuppe mit Gemüseeinlage	400	188	7	3,7	🟡	🟡
Grillsoße Barbecue	20	29	0	0,0	🟢	🟢
Grillsoße mexikanisch	20	12	0	0,1	🟢	🟢
Grillsteak	250	398	11	4,8	🔴	🟡
Grüne Bohneneintopf mit Rind	450	275	7	2,9	🔴	🔴
Grüne Bohneneintopf mit Hammel	450	378	18	7,9	🔴	🔴
Grüne Soße	45	106	11	3,1	🟡	🟡
Grünkern Gemüsebratling	200	288	11	2,9	🔴	🟡
Grünkern Vollkorn	40	130	1	0,2	🟢	🟢
Grünkern Vollkorn gegart	180	187	2	0,3	🟢	🟢
Grünkernsuppe	350	347	32	20,1	🔴	🔴
Grünkohl	150	56	1	0,2	🟢	🟢
Grünkohl gegart	150	42	1	0,1	🟢	🟢
Grünkohl Konserve netto	150	50	1	0,2	🟢	🟢
Grünkohleintopf mit Kochwurst	450	392	26	9,4	🟡	🟡
Grünkohleintopf mit Schweinebauch	450	522	40	14,4	🔴	🔴

Produktbezeichnung	Portion in g	kcal pro Portion	Fett-punkte pro P.	GSF pro Portion	Choles-terin	Fett-index
Guave	100	38	1	0,1	grün	grün
Guave Konserve netto	100	76	0	0,1	grün	grün
Guavennektar	200	102	0	0,1	grün	grün
Gulaschsuppe	400	248	14	5,7	gelb	gelb
Gulaschsuppe Konserve	250	275	16	7,4	rot	rot
Gummibonbons	5	9	0	0,0	grün	grün
Gurke	150	14	0	0,1	grün	grün
Gurke gegart	150	18	0	0,1	grün	grün
Gurke Konserve netto	150	15	0	0,1	grün	grün
Gurke sauer	50	4	0	0,0	grün	grün
Gurke süß-sauer	50	9	0	0,0	grün	grün
Gurkenrahmsuppe mit Dill	300	126	10	4,8	rot	rot
Gurkensalat mit Dressing	150	62	4	1,0	grün	gelb
Gurkensalat mit Joghurt	150	87	7	1,5	gelb	gelb
Gurkentrunk	200	8	0	0,0	grün	grün
H						
Hackbällchen auf Tomate	250	323	24	6,0	rot	gelb
Hackbraten mit Soße	380	680	47	17,2	rot	rot
Hackfleisch Schwein gegart	100	264	18	6,6	rot	rot
Hackfleisch Schwein	100	250	20	7,2	rot	rot
Hackfleisch gemischt	100	221	16	6,4	rot	rot
Hackfleisch gemischt gegart	100	239	15	5,7	rot	rot
Hackfleisch Rind	100	202	14	5,8	rot	rot
Hackfleisch Rind gegart	100	223	12	5,2	rot	rot
Hackfleischsoße	75	83	6	2,9	rot	rot
Hacksteak Fertiggericht	150	282	21	7,9	rot	rot
Hacksteak gegart	200	402	27	12,7	rot	rot
Hafer gegart	180	207	4	0,8	grün	grün
Hafer Vollkorn	40	141	3	0,5	grün	grün
Haferbrei	250	403	16	8,2	rot	rot
Haferflocken	40	148	3	0,5	grün	grün

Produktbezeichnung	Portion in g	kcal pro Portion	Fett-punkte pro P.	GSF pro Portion	Choles-terin	Fett-index
Haferflocken gegart	80	63	1	0,2	grün	grün
Haferflocken Vollkorn	40	148	3	0,5	grün	grün
Haferflockennussgebäck	50	237	15	2,9	gelb	gelb
Haferflockenplätzchen	50	209	10	5,4	rot	rot
Hafergrütze	40	148	2	0,4	grün	grün
Hafergrütze gegart	180	194	3	0,6	grün	grün
Hafervollkornbrot	50	103	1	0,1	grün	grün
Hagebutte	125	135	1	0,0	grün	grün
Hagebutte gegart	125	140	1	0,0	grün	grün
Hagebuttenkonfitüre	25	74	0	0,0	grün	grün
Hähnchen gegart	150	284	14	4,3	rot	gelb
Hähnchen gegrillt	250	435	25	6,5	rot	gelb
Hähnchen Innereien gegart	125	184	5	1,7	rot	rot
Hähnchenbrust	150	153	1	0,3	rot	gelb
Hähnchenflügel	150	312	24	7,2	rot	gelb
Hähnchenklein gegart	150	342	24	7,2	rot	gelb
Hähnchenleber gegart	125	184	5	1,7	rot	rot
Hähnchenschenkel gegart	150	321	17	5,1	rot	gelb
Halbbitterkuvertüre	25	99	3	1,6	grün	gelb
Hallimasch	100	15	1	0,2	grün	gelb
Halwa	50	190	1	0,1	grün	gelb
Hamburger	103	253	9	4,5	gelb	gelb
Hamburger Aalsuppe	400	328	19	4,4	rot	gelb
Hamburger Pfannfisch	250	268	11	3,6	rot	gelb
Hammelbraten mf.	125	278	22	9,6	rot	rot
Hammelbrust gegart	125	256	14	5,3	rot	rot
Hammelfilet gegart	125	188	5	2,0	rot	gelb
Hammelkeule gegart	125	339	25	9,7	rot	rot
Hammelkotelett mf. gegart	150	389	27	10,8	rot	rot
Hammellende gegart	125	186	5	2,0	rot	gelb
Hammeltalg	15	110	12	5,7	rot	rot
Hartkaramelle gefüllt	5	18	0	0,0	grün	grün

Produktbezeichnung	Portion in g	kcal pro Portion	Fett-punkte pro P.	GSF pro Portion	Choles-terin	Fett-index
Hartkäse 30 % F. i. Tr.	30	107	7	4,1	rot	rot
Hartkäse 45 % F. i. Tr.	30	115	9	5,5	rot	rot
Hartkäse 50 % F. i. Tr.	30	122	10	5,9	rot	rot
Hartkäse Magerstufe	30	50	0	0,2	grün	grün
Hase gegart i. D.	150	230	5	1,8	rot	rot
Haselnusskrokant	20	90	2	0,2	grün	grün
Haselnuss	20	127	12	0,9	grün	gelb
Haselnussberge	50	234	15	4,6	rot	rot
Haselnusscreme Dessert	200	472	35	12,9	rot	rot
Haselnussflammeri	250	320	15	3,7	rot	gelb
Haselnusskugeln	50	263	17	2,9	gelb	gelb
Haselnussmark ungezuckert	20	130	13	0,9	grün	gelb
Haselnussmus	20	130	13	0,9	grün	gelb
Haselnussöl	12	106	12	0,9	grün	gelb
Hausmacher Blutwurst	30	103	9	3,4	gelb	gelb
Hausmacher Leberwurst Konserve	30	90	8	3,0	rot	rot
Hausmacher Sülze Konserve	30	83	7	2,5	rot	rot
Havarti 45 % F. i. Tr.	30	97	8	4,6	rot	rot
Hecht gegart	180	90	1	0,2	rot	gelb
Hechtfilet gegart	150	140	1	0,2	rot	gelb
Hechtfilet paniert	200	338	14	6,9	rot	rot
Hefeboller	50	161	7	3,1	rot	rot
Hefe frisch	5	4	0	0,0	grün	grün
Hefeaufstrichpaste mit Kräutern	20	39	4	2,5	grün	gelb
Hefeaufstrichpaste mit Champignons	20	38	3	2,3	grün	gelb
Hefeaufstrichpaste mit Getreide	20	38	3	2,0	grün	gelb
Hefeaufstrichpaste mit Olive	20	50	5	3,2	grün	gelb
Hefebrühe Extrakt	5	15	1	0,4	grün	gelb
Hefeextrakt Hefeaufstrich	20	63	7	4,7	grün	gelb
Hefeflocken	3	11	0	0,0	grün	grün
Hefegranulat	5	18	0	0,0	grün	grün
Hefeklöße aus dem Backofen	180	502	16	11,0	gelb	rot

Produktbezeichnung	Portion in g	kcal pro Portion	Fett-punkte pro P.	GSF pro Portion	Choles-terin	Fett-index
Hefeplinsen	150	338	13	4,9	●○○	○●○
Hefeteig	100	302	11	6,0	●○○	●○○
Hefeweizenbier	330	125	0	0,0	○○●	○○●
Hefezopf	100	302	9	4,7	●○○	●○○
Heidelbeere	125	53	1	0,0	○○●	○○●
Heidelbeere gegart	125	55	1	0,0	○○●	○○●
Heidelbeere Konserve netto	125	93	0	0,0	○○●	○○●
Heidelbeerkonfitüre extra m. Süßstoff	25	17	0	0,0	○○●	○○●
Heidelbeerkonfitüre	25	68	0	0,0	○○●	○○●
Heidesand	50	231	12	2,9	○○●	○●○
Heilbutt gegart	180	158	3	0,3	●○○	○○●
Heilbutt gegrillt	200	342	20	6,5	●○○	○○●
Heilbutt gekocht	200	222	4	0,5	●○○	○○●
Heilbutt geräuchert	75	77	1	0,2	●○○	○○●
Heilbutt paniert	200	360	15	6,9	●○○	●○○
Heilbuttfilet	150	146	3	0,3	●○○	○○●
Heilbuttfilet gegart	150	168	3	0,4	●○○	○○●
Hering gegart	180	286	21	4,3	●○○	○○●
Hering geräuchert	75	163	12	2,4	●○○	○○●
Hering grün gegrillt	200	502	39	12,2	●○○	●○○
Hering Konserve netto	65	132	10	2,0	●○○	○○●
Hering Konserve in Öl netto	60	124	9	1,4	●○○	○○●
Heringsfilet frisch	150	309	23	4,6	●○○	○○●
Heringsfilet gegart	150	356	26	5,3	●○○	○●○
Heringsfilet in Tomatensoße	90	166	12	2,4	●○○	○●○
Heringsfilet in Sahnemeerrettich	90	158	13	2,5	●○○	○●○
Heringsfilet in Dillrahmcreme	90	155	12	2,1	●○○	○●○
Heringsfilet in Senfcreme	90	158	12	2,1	●○○	○●○
Heringsfilet in Kräuterbuttercreme	90	185	15	3,7	●○○	○●○
Heringsfilet Matjesart	90	188	14	2,9	●○○	○○●
Heringsfilet mit Remouladensoße	230	458	35	7,0	●○○	○●○
Heringsfilet paniert	250	658	45	14,0	●○○	●○○

Produktbezeichnung	Portion in g	kcal pro Portion	Fett-punkte pro P.	GSF pro Portion	Choles-terin	Fett-index
Heringssalat mit Äpfeln und Zwiebeln	150	266	19	3,7	rot	gelb
Heringssalat mit Rote Bete u. Äpfeln	150	228	17	7,5	rot	grün
Himbeere	125	43	0	0,0	grün	grün
Himbeere Konserve netto	125	85	0	0,0	grün	grün
Himbeergeist	20	48	0	0,0	grün	grün
Himbeerkompott	250	165	1	0,0	grün	grün
Himbeerkonfitüre	25	67	0	0,0	grün	grün
Himbeersaft	200	78	1	0,0	grün	grün
Himmel und Erde	350	245	2	0,8	grün	gelb
Himmel und Erde mit Blutwurst	350	574	42	18,6	gelb	gelb
Hinterschinken	30	36	1	0,5	rot	gelb
Hirsch gegart i. D.	150	224	6	2,7	rot	gelb
Hirschbraten mit Soße	400	352	18	7,0	rot	rot
Hirse	20	66	1	0,2	grün	grün
Hirse gegart	180	205	2	0,6	grün	grün
Hirse Vollkornflocken	40	142	2	0,3	grün	grün
Hirseflocken	40	142	2	0,3	grün	grün
Hirsevollkornbrot	50	109	1	0,2	grün	grün
Holunderbeere	125	60	1	0,0	grün	grün
Holunderbeere gegart	125	63	1	0,0	grün	grün
Holunderbeersaft	200	100	1	0,1	grün	grün
Holzofenbrot	45	95	0	0,1	grün	grün
Honig	25	77	0	0,0	grün	grün
Honigkuchen	70	251	4	0,6	rot	gelb
Honigmelone	125	33	0	0,0	grün	grün
Hörnchen Blätterteig	70	329	19	7,8	grün	gelb
Huhn in Currysoße Konserve	150	216	12	4,4	rot	rot
Hühnerbrühe gekörnt	3	4	0	0,1	grün	gelb
Hühnerbrühe mit Reis	350	123	4	1,9	grün	gelb
Hühnerbrühe mit Nudeln	330	287	17	5,7	rot	rot
Hühnerfrikassee	450	608	47	17,5	rot	rot
Hühnerpastete	30	78	5	2,0	rot	rot

Produktbezeichnung	Portion in g	kcal pro Portion	Fett-punkte pro P.	GSF pro Portion	Choles-terin	Fett-index
Hühnersuppe gebunden	350	249	15	5,9	● (rot)	● (rot)
Hummer gegart	100	88	1	0,1	● (rot)	● (gelb)
Hummer	100	86	1	0,1	● (rot)	● (rot)
Hummersalat mit Mayonnaise	150	194	12	4,9	● (rot)	● (rot)
Hummersuppe	400	492	38	15,7	● (rot)	● (rot)
Husarenkrapfen	50	267	17	7,5	● (rot)	● (rot)
Hüttenkäse 10 % F. i. Tr.	30	27	1	0,5	● (gelb)	● (rot)
Hüttenkäse 20 % F. i. Tr.	30	31	1	0,8	● (rot)	● (rot)
Hüttenkäse Magerstufe	30	24	0	0,3	● (gelb)	● (gelb)
I						
Ingwer kandiert	25	65	0	0,0	● (grün)	● (grün)
Ingwerknolle	5	3	0	0,0	● (grün)	● (grün)
Ingwerpulver	1	3	0	0,0	● (grün)	● (grün)
Irish Stew	400	352	21	8,0	● (rot)	● (rot)
Italian Dressing	60	305	34	5,0	● (grün)	● (gelb)
J						
Jacobsmuschel	100	77	1	0,3	● (rot)	● (gelb)
Jagdwurst	30	65	5	1,8	● (rot)	● (rot)
Jagdwurst fettarm	30	62	5	1,6	● (rot)	● (rot)
Jäger Grillsoße	20	22	0	0,0	● (grün)	● (grün)
Jägerpilzsuppe	320	102	7	2,9	● (grün)	● (gelb)
Jägerschnitzel	150	173	9	3,6	● (rot)	● (rot)
Jägersoße	60	44	3	1,0	● (gelb)	● (gelb)
Jarlsberg 45 % F. i. Tr.	30	105	8	4,9	● (rot)	● (rot)
Jerome 45 % F. i. Tr.	30	95	7	4,5	● (rot)	● (rot)
Jodiertes Salz	0,5	0	0	0,0	● (grün)	● (grün)
Joghurt 0,3 % Fett	150	57	0	0,1	● (grün)	● (grün)
Joghurt 1,5 % Fett	150	69	2	1,4	● (gelb)	● (rot)
Joghurt 3,5 % Fett	150	99	6	3,5	● (rot)	● (rot)
Joghurt 10 % Fett	150	177	15	9,1	● (rot)	● (rot)

Produktbezeichnung	Portion in g	kcal pro Portion	Fett-punkte pro P.	GSF pro Portion	Choles-terin	Fett-index
Joghurt Dressing	60	71	6	3,4	rot	rot
Joghurt mit Früchten 0,3 % Fett	150	114	0	0,1	grün	grün
Joghurt mit Früchten 1,5 % Fett	150	125	2	1,1	grün	gelb
Joghurt mit Früchten 3,5 % Fett	150	149	5	2,9	gelb	rot
Joghurt mit Müsli	150	189	6	3,0	gelb	gelb
Joghurt mit Vanille und Nuss	150	171	5	2,8	gelb	gelb
Johannisbeere schwarz	125	71	0	0,0	grün	grün
Johannisbeere schwarz Konserve netto	125	103	0	0,0	grün	grün
Johannisbeere rot	125	54	0	0,0	grün	grün
Johannisbeere weiß	125	64	0	0,0	grün	grün
Johannisbeere weiß Konserve netto	125	98	0	0,0	grün	grün
Johannisbeerkaltschale	350	193	0	0,1	grün	grün
Johannisbeerkonfitüre rot	25	68	0	0,0	grün	grün
Johannisbeerkonfitüre schwarz	25	69	0	0,0	grün	grün
Johannisbeerkuchen Hefeteig	150	374	13	6,0	rot	rot
Johannisbeernektar rot	200	134	0	0,0	grün	grün
Johannisbeernektar schwarz	200	140	0	0,0	grün	grün
Johannisbeersaft rot	200	204	0	0,0	grün	grün
Johannisbeersaft schwarz	200	228	0	0,0	grün	grün
Johannisbeersoße	60	64	0	0,0	grün	grün
Johannisbrotkernmehl	10	6	0	0,0	grün	grün
K						
Kabeljau auf Chinagemüse	300	213	6	0,9	rot	gelb
Kabeljau gegart	180	117	1	0,2	rot	gelb
Kabeljau gekocht	200	164	1	0,3	rot	gelb
Kabeljau paniert	200	330	14	6,3	rot	rot
Kabeljaufilet	150	116	1	0,2	rot	gelb
Kabeljaufilet gegart	150	135	1	0,2	rot	gelb
Kaffee Getränk	125	3	0	0,0	grün	grün
Kaffee Instantpulver	3	10	0	0,0	grün	grün
Kaffee mit Kondensmilch und Zucker	125	18	0	0,2	gelb	gelb

Produktbezeichnung	Portion in g	kcal pro Portion	Fettpunkte pro P.	GSF pro Portion	Cholesterin	Fettindex
Kaffee mit Kondensmilch	125	8	0	0,2	rot	rot
Kaffee mit Milch und Zucker	125	15	0	0,1	grün	grün
Kaffee mit Milch	125	5	0	0,1	grün	gelb
Kaffee mit Zucker	125	13	0	0,0	grün	grün
Kaffee Zichorienpulver	3	6	0	0,0	grün	grün
Kaffeecreme	200	266	9	4,6	rot	rot
Kaffeeersatz Getränk	125	3	0	0,0	grün	grün
Kaffeeersatz Pulver	3	10	0	0,0	grün	grün
Kaffeegebäck Blätterteig	70	302	19	11,5	rot	rot
Kaffeesahne 10 % F.	5	6	1	0,3	rot	rot
Kaffeesahne 15 % F.	5	8	1	0,5	rot	rot
Kaffeesahne 20 % F.	5	10	1	0,6	rot	rot
Kaffeeweißer	3	16	1	1,0	grün	gelb
Kaiserreis	200	312	16	9,4	rot	rot
Kaiserschmarrn	250	475	24	12,4	rot	rot
Kakaobutter	20	176	20	11,8	grün	gelb
Kakaogetränkepulver löslich	4	16	0	0,1	grün	gelb
Kakaolikör	20	57	0	0,0	grün	grün
Kakaopulver schwach entölt	4	14	1	0,6	grün	gelb
Kakaopulver stark entölt	4	10	0	0,3	grün	gelb
Kakaotrunk Trinkschokolade	200	262	7	4,3	gelb	gelb
Kaki	125	89	0	0,1	grün	grün
Kaki gegart	125	93	0	0,1	grün	grün
Kalb Innereien gegart	125	183	5	1,5	rot	gelb
Kalbfleisch ma. gegart	150	206	4	1,3	rot	gelb
Kalbfleischpastete	30	69	4	1,8	rot	rot
Kalbfleischsülze	30	33	1	0,3	rot	rot
Kalbfleischsuppe Trockenprodukt	50	72	4	2,1	rot	rot
Kalbfleischwurst	30	96	9	3,2	rot	rot
Kalbslendchen mit Soße	150	260	18	6,7	rot	rot
Kalbsbraten gegart	125	171	3	1,1	rot	gelb
Kalbsbraten Konserve	150	144	5	1,6	rot	rot

Produktbezeichnung	Portion in g	kcal pro Portion	Fett-punkte pro P.	GSF pro Portion	Choles-terin	Fett-index
Kalbsbries gegart	125	131	4	1,5	●○○	●○○
Kalbsfilet gebraten	150	293	15	4,7	●○○	○●○
Kalbsfilet gegart	150	213	4	1,4	●○○	●○○
Kalbsfrikassee	250	228	11	3,3	●○○	○●○
Kalbsfrikassee Konserve	150	161	6	2,7	●○○	●○○
Kalbsgeschnetzeltes Zürcher Art	250	325	22	9,9	●○○	●○○
Kalbsgulasch gegart	150	228	7	2,2	●○○	●○○
Kalbshaxe gegart	150	228	6	1,9	●○○	●○○
Kalbsherz gegart	125	138	5	2,2	●○○	●○○
Kalbskeule mf. gegart	125	180	3	1,1	●○○	○●○
Kalbsklößchen	50	96	6	3,4	●○○	●○○
Kalbskotelett paniert	150	401	19	6,9	●○○	●○○
Kalbskotelett in Rahm	200	268	15	8,0	●○○	●○○
Kalbskotelett mf. gegart	150	258	11	3,3	●○○	○●○
Kalbskotelett mit Champignons	200	216	10	3,2	●○○	○●○
Kalbskotelett natur	150	276	13	4,0	●○○	○●○
Kalbsleber gebraten	250	380	12	4,9	●○○	○●○
Kalbsleber gegart	125	183	5	1,5	●○○	○●○
Kalbsleberwurst	30	95	8	2,9	●○○	●○○
Kalbslende gegart	125	178	4	1,2	●○○	●○○
Kalbsnacken Kamm gegart	125	185	5	1,6	●○○	●○○
Kalbsniere gegart	125	145	6	2,6	●○○	●○○
Kalbsragout mit Champignon u. Soße	250	230	11	2,8	●○○	○●○
Kalbsroulade mf. gegart	150	216	4	1,3	●○○	●○○
Kalbsschnitzel mf. gegart	125	180	3	1,1	●○○	○●○
Kalbssteak gegart	150	204	3	1,1	●○○	○●○
Kalte Ente Getränk	200	202	0	0,0	○○●	○○●
Kandierte Früchte	25	66	0	0,0	○○●	○○●
Kaninchen mf. gegart	150	282	13	4,4	●○○	○●○
Kapern	5	21	1	0,3	○○●	○●○
Kapernsoße	60	52	4	2,7	●○○	●○○
Karamellcreme	200	216	6	3,5	○●○	○●○

Produktbezeichnung	Portion in g	kcal pro Portion	Fett-punkte pro P.	GSF pro Portion	Choles-terin	Fett-index
Karamellflammeri	250	368	8	3,9	🔴	🔴
Karamellguss	15	51	0	0,0	🟢	🟢
Karamellsoße	60	96	3	1,3	🔴	🟡
Kardamom	1	3	0	0,0	🟢	🟢
Karottensalat sauer	50	10	0	0,0	🟢	🟢
Karpfen blau	200	234	8	1,7	🔴	🟡
Karpfen paniert	200	376	18	7,9	🔴	🔴
Karpfenfilet	150	174	7	1,5	🔴	🟡
Kartoffel	200	142	0	0,1	🟢	🟢
Kartoffel gegart	200	138	0	0,1	🟢	🟢
Kartoffel Konserve netto	150	96	0	0,0	🟢	🟢
Kartoffel-Lauchcremesuppe	350	277	16	6,3	🔴	🔴
Kartoffel-Lauchcremesuppe m. Speck	400	324	19	7,6	🔴	🔴
Kart.-Möhreneintopf m. Schweinefl.	450	338	13	4,4	🔴	🟡
Kartoffel-Spinat-Auflauf	350	319	15	8,0	🔴	🔴
Kartoffel ungeschält gegart	240	137	0	0,1	🟢	🟢
Kartoffelauflauf	350	536	38	20,3	🔴	🔴
Kartoffelbrei	250	198	4	1,7	🟢	🟡
Kartoffelbreipulver	25	82	0	0,0	🟢	🟢
Kartoffelchips	25	134	10	2,5	🟢	🟡
Kartoffelflocken Trockenprodukt	30	98	0	0,0	🟢	🟢
Kartoffelgratin	350	375	20	12,0	🔴	🔴
Kartoffelkloßpulver Trockenprodukt	30	98	0	0,0	🟢	🟢
Kartoffelklöße halb und halb	200	188	3	2,7	🟢	🟡
Kartoffelklöße aus rohen Kartoffeln	200	158	4	2,2	🟡	🟡
Kartoffelklöße mit Backobst	250	300	7	3,9	🟡	🟡
Kartoffelkroketten	250	340	13	4,9	🔴	🟡
Kart.omelette m. Tomaten u. Zwiebeln	550	495	20	6,4	🔴	🟡
Kartoffelpuffer	200	306	14	6,0	🔴	🔴
Kartoffelpüree	250	270	14	8,5	🔴	🔴
Kartoffelpüree aus Pulver	250	240	12	5,6	🟡	🟡
Kartoffelsalat mit Dressing	250	268	15	2,0	🟢	🟡

Produktbezeichnung	Portion in g	kcal pro Portion	Fett-punkte pro P.	GSF pro Portion	Choles-terin	Fett-index
Kartoffelsalat mit grüner Gurke und Öl	250	198	8	1,0	● grün	● grün
Kartoffelsalat mit Mayonnaise	250	253	11	5,0	● grün	● gelb
Kartoffelstärke	10	34	0	0,0	● grün	● grün
Kartoffelsticks	25	123	8	2,0	● grün	● gelb
Kartoffelsuppe	400	168	6	3,2	● gelb	● rot
Kartoffelsuppe mit Gemüse	400	228	8	2,6	● grün	● gelb
Kartoffelsuppe mit Speck u. Zwiebeln	400	200	5	2,1	● grün	● gelb
Kartoffelsuppe mit Wurst	400	344	19	7,0	● gelb	● gelb
Kartoffelwurst	30	91	8	2,9	● gelb	● gelb
Käse im Blätterteig	150	531	37	13,9	● rot	● rot
Käse-Wurst-Salat mit Essigmarinade	150	314	26	9,4	● rot	● rot
Käsecremesuppe mit Schmelzkäse	320	320	28	19,5	● rot	● rot
Käsefondue	270	683	53	31,7	● rot	● rot
Käsegebäck Blätterteig	70	369	27	16,2	● rot	● rot
Käseklößchen	30	119	9	6,9	● rot	● rot
Käseknusperchen Mürbeteig	50	252	18	4,9	● rot	● rot
Käsekuchen Mürbeteig	100	276	14	7,7	● rot	● rot
Käsenockerln	200	466	30	16,4	● rot	● rot
Käsesahnetorte	120	251	7	3,7	● rot	● rot
Käsesalat	150	318	23	13,6	● rot	● rot
Käseschinkenwurst	30	70	5	1,9	● rot	● rot
Käsesoße	60	67	5	3,4	● gelb	● rot
Käsesoufflee	140	416	35	19,7	● rot	● rot
Käsespätzle	200	398	23	12,6	● rot	● rot
Käsesuppe italienisch	320	218	14	6,2	● rot	● rot
Käsetoast	100	298	21	11,9	● rot	● rot
Käsetorte Mürbeteig	120	331	17	9,3	● rot	● rot
Käsetorte Rührteig	100	342	15	3,4	● gelb	● gelb
Kasseler Aufschnitt	30	52	3	1,2	● rot	● rot
Kasseler im Teigmantel	300	678	44	11,7	● rot	● rot
Kasseler Pirogge	350	707	39	20,4	● rot	● rot
Katenrauchwurst	30	110	10	3,4	● rot	● rot

Produktbezeichnung	Portion in g	kcal pro Portion	Fett-punkte pro P.	GSF pro Portion	Choles-terin	Fett-index
Katfisch gegart	180	90	2	0,4	rot	gelb
Katfischfilet	150	132	3	0,6	rot	gelb
Katfischfilet gegart	150	155	4	0,7	rot	gelb
Kaugummi	3	12	0	0,0	grün	grün
Kaviar echt	5	13	1	0,1	rot	gelb
Kaviarersatz	5	5	0	0,0	rot	gelb
Kefir 0,3 % Fett	150	57	0	0,1	grün	grün
Kefir 1,5 % Fett	150	75	2	1,4	gelb	rot
Kefir 3,5 % Fett	150	99	5	3,2	rot	rot
Kefir mit Früchten 0,3 % Fett	150	114	0	0,1	grün	grün
Kefir mit Früchten 1,5 % Fett	150	129	2	1,1	gelb	gelb
Kefir mit Früchten 3,5 % Fett	150	149	4	2,7	gelb	rot
Kerbel	5	2	0	0,0	grün	grün
Kerbel getrocknet	1	2	0	0,0	grün	grün
Kichererbse	60	161	2	0,2	grün	grün
Kichererbse getrocknet	50	163	3	0,6	grün	grün
Kichererbse gegart	150	171	2	0,2	grün	grün
Kichererbse gekeimt	100	32	0	0,0	grün	grün
Kichererbse Konserve netto	150	101	1	0,1	grün	grün
Kichererbseneintopf mit Gemüse	450	270	9	1,2	grün	grün
Kidney Bohne getrocknet	150	377	2	0,3	grün	grün
Kidney Bohne Konserve netto	150	95	1	0,1	grün	grün
Kirsche kandiert	25	66	0	0,0	grün	grün
Kirsche sauer	120	70	0	0,1	grün	grün
Kirsche sauer Konserve netto	125	110	0	0,1	grün	grün
Kirsche süß	120	76	0	0,1	grün	grün
Kirsche süß Konserve netto	125	114	0	0,1	grün	grün
Kirschgrütze	250	188	0	0,1	grün	grün
Kirschkaltschale	350	354	1	0,2	grün	grün
Kirschkompott	250	200	1	0,1	grün	grün
Kirschkonfitüre	25	69	0	0,0	grün	grün
Kirschmichel	250	495	14	7,3	rot	rot

Produktbezeichnung	Portion in g	kcal pro Portion	Fett-punkte pro P.	GSF pro Portion	Choles-terin	Fett-index
Kirschnektar sauer	200	122	0	0,1	grün	grün
Kirschsaft sauer	200	116	1	0,1	grün	grün
Kirschstrudel	150	326	11	2,6	grün	gelb
Kirschtorte Mürbeteig	120	358	18	4,5	rot	gelb
Kirschwasser	20	48	0	0,0	grün	grün
Kiwi	45	27	0	0,1	grün	grün
Klaffmuschel	100	65	1	0,4	rot	gelb
Klaffmuschel gegart	100	66	1	0,4	rot	gelb
Klare Brühe mit Reis und Gemüse	350	126	4	1,9	grün	gelb
Klare Brühe mit Eierstich	330	195	11	4,7	rot	rot
Klarer	20	37	0	0,0	grün	grün
Klippfisch	150	237	2	0,4	rot	gelb
Knäckebrot	10	36	0	0,0	grün	grün
Knäckebrot mit Ölsamen	10	37	1	0,1	grün	grün
Knackwurst	100	283	26	9,4	rot	rot
Knoblauch	2	3	0	0,0	grün	grün
Knoblauch Flüssigwürze	20	21	0	0,1	grün	grün
Knoblauch gegart	2	2	0	0,0	grün	grün
Knoblauch Grillsoße	20	24	0	0,0	grün	grün
Knoblauchbutter	20	114	12	7,5	rot	rot
Knoblauchpulver	1	4	0	0,0	grün	grün
Knoblauchwurst	150	498	46	16,7	rot	rot
Kochbanane	100	123	0	0,1	grün	grün
Kochbanane gegart	125	160	0	0,1	grün	grün
Kochkäse 10 % F. i. Tr.	30	31	1	0,5	gelb	rot
Kochkäse 20 % F. i. Tr.	30	37	2	1,0	gelb	gelb
Kochkäse 30 % F. i. Tr.	30	50	3	2,0	rot	rot
Kochkäse Magerstufe	30	25	0	0,1	grün	grün
Kochmettwurst	30	87	7	2,6	rot	rot
Kochsalami	100	321	29	10,6	rot	rot
Kochwurst	100	328	29	10,5	rot	rot
Kohlgemüse	150	38	0	0,1	grün	grün

Produktbezeichnung	Portion in g	kcal pro Portion	Fett-punkte pro P.	GSF pro Portion	Choles-terin	Fett-index
Kohlrabi	150	38	0	0,0	grün	grün
Kohlrabi gedünstet mit Sahne	250	233	19	11,2	rot	rot
Kohlrabi gegart	150	30	0	0,0	grün	grün
Kohlrabigemüse mit Soße	250	93	3	1,0	grün	gelb
Kohlroulade Konserve	250	215	14	5,4	rot	rot
Kohlroulade mit Hackfüllung	300	240	11	5,4	rot	rot
Kohlrübe gegart	150	33	0	0,0	grün	grün
Kohlrübe	150	41	0	0,0	grün	grün
Kokosfett gehärtet	20	176	20	17,2	grün	rot
Kokosmakronen	25	110	7	5,7	grün	rot
Kokosmilch	100	24	0	0,3	grün	gelb
Kokosnuss	50	179	18	15,8	grün	rot
Kokosnussraspeln	10	61	6	5,5	grün	rot
Kölsch	330	152	0	0,0	grün	grün
Kommissbrot	40	84	0	0,0	grün	grün
Kondensmilch 4 % Fett	15	17	1	0,4	rot	rot
Kondensmilch 7,5 % Fett	15	20	1	0,7	rot	rot
Kondensmilch 10 % Fett	15	26	2	0,9	rot	rot
Konfitüre einfach	25	70	0	0,0	grün	grün
Konfitüre extra	25	65	0	0,0	grün	grün
Königsberger Klops mit Kapernsoße	260	361	24	8,4	rot	rot
Königskuchen	70	244	10	5,4	rot	rot
Kopfsalat mit Dressing	100	110	11	1,3	grün	gelb
Kopfsalat	50	6	0	0,0	grün	grün
Koriander	1	3	0	0,0	grün	grün
Krabben	100	91	1	0,2	rot	gelb
Krabbencocktail mit Mayonnaise	150	240	19	8,3	rot	rot
Krabben Konserve netto	65	47	1	0,1	rot	gelb
Kräcker	25	94	1	0,3	grün	grün
Kraftbrühe	300	159	10	3,7	rot	rot
Kraftbrühe mit Flädle	330	244	15	6,0	rot	rot
Kraftbrühe mit pochiertem Ei	330	234	16	5,3	rot	rot

Produktbezeichnung	Portion in g	kcal pro Portion	Fett-punkte pro P.	GSF pro Portion	Choles-terin	Fett-index
Kraftbrühe mit Gemüsewürfeln	350	182	10	3,7	rot	rot
Kraftbrühe mit Nudeln	330	208	10	3,5	rot	rot
Krakauer	30	90	8	3,0	rot	rot
Krapfen	200	342	2	1,3	grün	gelb
Kräuterbutter	20	129	14	8,6	rot	rot
Kräuteressig	15	3	0	0,0	grün	grün
Kräuterleberwurst	30	102	10	3,4	rot	rot
Kräutermischung	5	2	0	0,0	grün	grün
Kräutersalz	0,5	0	0	0,0	grün	grün
Kräutertee	125	1	0	0,0	grün	grün
Kräutertee mit Zucker	125	11	0	0,0	grün	grün
Krautgulasch mit Soße	400	280	15	9,0	rot	rot
Krautroulade mit Tomatenreisfüllung	300	171	5	1,0	rot	gelb
Krautsalat mit Speck und Zwiebeln	100	93	8	1,6	gelb	gelb
Krautspätzle	200	272	9	3,2	rot	gelb
Krebse in Dill	200	270	17	10,5	rot	rot
Krebssuppe	400	492	31	10,8	rot	rot
Krebstiere gegart	100	93	2	0,2	rot	gelb
Kresse	150	57	2	0,3	grün	grün
Kressetrunk	200	26	1	0,1	grün	grün
Kreuzkümmel	1	4	0	0,0	grün	grün
Krokant	20	90	2	0,2	grün	grün
Küchenkräuter	5	3	0	0,0	grün	grün
Kümmel	1	4	0	0,0	grün	grün
Kümmelstange	70	326	17	4,4	rot	gelb
Kumquat	125	85	0	0,1	grün	grün
Kumquatkonfitüre	25	70	0	0,0	grün	grün
Kunsthonig	25	84	0	0,0	grün	grün
Kunstspeiseeis	75	46	0	0,0	grün	grün
Kürbis	150	41	0	0,1	grün	grün
Kürbis gegart	150	41	0	0,1	grün	grün
Kürbis gesäuert	50	7	0	0,0	grün	grün

Produktbezeichnung	Portion in g	kcal pro Portion	Fett-punkte pro P.	GSF pro Portion	Choles-terin	Fett-index
Kürbis Konserve netto	150	33	0	0,1	🟢	🟢
Kürbiscremesuppe	350	238	19	6,9	🟡	🟡
Kürbisgemüse mit Sahnesoße	250	120	5	1,8	🟡	🟡
Kürbiskern	20	112	9	1,9	🟢	🟡
Kürbiskernöl	12	105	12	2,5	🟢	🟢
Kürbiskompott	250	105	0	0,1	🟢	🟢
Kürbissuppe	350	53	0	0,1	🟢	🟢
Kurkuma Gewürz	1	4	0	0,0	🟢	🟢
Kutteln Rind gegart	125	123	5	2,2	🔴	🔴
L						
Labskaus Konserve	500	515	19	8,3	🔴	🟡
Labskaus mit Rote Bete	350	396	18	5,8	🔴	🟡
Lachs	150	197	10	2,4	🔴	🟢
Lachs gegart	180	144	4	1,1	🔴	🟢
Lachs gekocht	200	398	27	12,0	🔴	🟢
Lachs geräuchert	75	104	5	1,3	🔴	🟢
Lachsfilet	150	168	5	1,3	🔴	🟢
Lachsfilet gegart	150	195	6	1,6	🔴	🟢
Lachsschinkenpastete	30	75	6	2,1	🔴	🔴
Lakritze	25	94	0	0,1	🟢	🟢
Lammfilet	150	225	6	2,2	🔴	🔴
Lammfleischsalami	30	105	9	3,4	🔴	🔴
Lammkotelett	200	502	33	13,5	🔴	🔴
Landjäger	150	684	67	24,6	🟡	🟡
Landmettwurst	30	93	7	2,7	🔴	🔴
Languste	100	102	2	0,2	🔴	🟡
Lasagne al forno	350	525	34	17,4	🔴	🔴
Lasagne mit Spinat	350	518	32	16,1	🔴	🔴
Lauchcremesuppe	350	319	20	11,0	🔴	🔴
Lauchgemüse gedünstet	250	138	7	1,9	🟢	🟡
Lauchgemüse in heller Soße	250	135	8	2,5	🟢	🟡

Produktbezeichnung	Portion in g	kcal pro Portion	Fettpunkte pro P.	GSF pro Portion	Cholesterin	Fettindex
Lauchsalat mit Speckmarinade	130	49	2	0,7	gelb	gelb
Lauchsalat mit Dressing	130	88	7	0,9	grün	gelb
Lauchsuppe	350	294	27	16,0	rot	rot
Lauchsuppe passiert	350	319	27	18,9	gelb	gelb
Lauchzwiebel	30	13	0	0,0	grün	grün
Laugengebäck	50	170	1	0,4	grün	grün
Leberkäse	30	81	7	2,4	rot	rot
Leberkäse gebraten	130	369	31	11,2	rot	rot
Leberklößchen	50	70	3	1,0	rot	gelb
Leberknödel Konserve netto	150	237	12	4,1	rot	rot
Leberknödelsuppe	350	196	9	3,5	rot	rot
Leberpastete	30	90	8	2,7	rot	rot
Leberpastete mit Champignons	30	83	7	2,6	rot	rot
Leberpresssack	30	105	10	3,5	rot	rot
Leberspätzle	50	98	3	1,6	rot	rot
Leberspätzlesuppe mit Fleischbrühe	350	133	7	3,1	rot	rot
Lebertran	15	132	15	2,7	rot	gelb
Leberwurst einfach	30	99	9	3,5	rot	rot
Leberwurst fein	30	98	9	3,2	rot	rot
Leberwurst fettarm	30	81	7	2,4	rot	rot
Leberwurst grob	30	97	8	3,0	rot	rot
leicht und cross	6	21	0	0,0	grün	grün
Leinöl	12	105	12	1,2	grün	grün
Leinsamen	20	74	6	0,6	grün	gelb
Leinsamen geschrotet	20	76	6	0,6	grün	gelb
Leipziger Allerlei	250	95	3	1,8	gelb	rot
Leng gegart	180	113	1	0,2	rot	gelb
Lengfilet gegart	150	144	1	0,2	rot	gelb
Liebesperlen	25	95	0	0,0	grün	grün
Liebstöckel	5	2	0	0,0	grün	grün
Liegnitzer	60	224	6	2,7	rot	gelb
Likörwein	50	77	0	0,0	grün	grün

Produktbezeichnung	Portion in g	kcal pro Portion	Fett-punkte pro P.	GSF pro Portion	Choles-terin	Fett-index
Limabohne	150	98	0	0,1	🟢	🟢
Limabohne frisch gegart	150	98	0	0,1	🟢	🟢
Limabohne getrocknet gegart	150	120	0	0,1	🟢	🟢
Limabohne getrocknet	50	155	0	0,1	🟢	🟢
Limabohne Konserve netto	150	81	0	0,1	🟢	🟢
Limburger 20 % F. i. Tr.	30	56	3	1,6	🟡	🟡
Limburger 30 % F. i. Tr.	30	66	4	2,4	🔴	🔴
Limburger 40 % F. i. Tr.	30	81	6	3,6	🔴	🔴
Limburger 45 % F. i. Tr.	30	86	7	4,0	🔴	🔴
Limburger 50 % F. i. Tr.	30	94	8	4,7	🔴	🔴
Limburger 60 % F. i. Tr.	30	112	10	6,2	🔴	🔴
Limette	125	59	3	0,5	🟢	🟢
Limettensaft	200	184	3	0,6	🟢	🟢
Limonade kalorienarm	200	6	0	0,0	🟢	🟢
Limonade koffeinhaltig	200	122	0	0,0	🟢	🟢
Limonade mit Fruchtgeschmack	200	84	0	0,0	🟢	🟢
Limonade mit Fruchtsäften	200	100	0	0,0	🟢	🟢
Limonade mit Kohlensäure	200	84	0	0,0	🟢	🟢
Linsen	150	464	2	0,3	🟢	🟢
Linsen gegart	150	173	1	0,1	🟢	🟢
Linsen gekeimt	100	119	1	0,1	🟢	🟢
Linsen Konserve netto	150	116	1	0,1	🟢	🟢
Linseneintopf	450	374	6	2,2	🟡	🟡
Linseneintopf mit Speck	450	392	17	6,3	🟡	🟡
Linseneintopf mit Würstchen	450	531	21	7,5	🟡	🟡
Linsensuppe	400	260	7	2,4	🔴	🟡
Linsensuppe mit gepökeltem Schwein	450	279	6	2,1	🟡	🟡
Linsensuppe süß-sauer	400	248	9	3,3	🟢	🟡
Linzer Torte	120	500	28	11,0	🔴	🔴
Litchi	125	95	0	0,1	🟢	🟢
Litchi Konserve netto	125	123	0	0,1	🟢	🟢
Löffelbiskuit	5	21	0	0,1	🔴	🟡

Produktbezeichnung	Portion in g	kcal pro Portion	Fett-punkte pro P.	GSF pro Portion	Choles-terin	Fett-index
Loganbeere	125	33	0	0,0	grün	grün
Loganbeere gegart	125	34	0	0,0	grün	grün
Loganbeere Konserve netto	125	88	0	0,0	grün	grün
Loosbrot	45	85	0	0,1	grün	grün
Lorbeer	1	0	0	0,0	grün	grün
Lotos Wurzel	150	119	0	0,0	grün	grün
Löwenzahn	150	81	1	0,2	grün	grün
Löwenzahn gegart	150	78	1	0,2	grün	grün
Löwenzahntrunk	200	36	0	0,1	grün	grün
Luan Dressing süß-sauer	45	32	0	0,0	grün	grün
Luzernensprossen	12	4	0	0,0	grün	grün
M						
Macadamianuss	20	135	15	2,2	grün	gelb
Macadamianuss geröstet u. gesalzen	20	138	15	2,3	grün	gelb
Madeirasoße	60	35	2	0,8	gelb	gelb
Madeirawein	50	84	0	0,0	grün	grün
Magermilchpulver	10	37	0	0,1	grün	grün
Maggi	0,5	1	0	0,0	grün	grün
Mais gegart	150	134	2	0,3	grün	grün
Mais	150	134	2	0,3	grün	grün
Mais gesäuert	50	22	0	0,0	grün	grün
Mais Konserve netto	150	114	2	0,2	grün	grün
Mais Vollkorn getrocknet	40	132	2	0,2	grün	grün
Mais Vollkorn getrocknet gegart	150	161	2	0,3	grün	grün
Maisfladenbrot	45	100	1	0,1	grün	grün
Maisgrieß	40	138	0	0,1	grün	grün
Maiskeimöl	12	106	12	1,8	grün	grün
Maismehl	10	35	0	0,0	grün	grün
Maisstärke	20	70	0	0,0	grün	grün
Maisvollkornbrot	50	107	1	0,1	grün	grün
Majoran	5	2	0	0,0	grün	grün

Produktbezeichnung	Portion in g	kcal pro Portion	Fett-punkte pro P.	GSF pro Portion	Choles-terin	Fett-index
Majoran getrocknet	1	3	0	0,0	grün	grün
Makkaroni mit Tomatensoße	250	345	13	4,9	rot	gelb
Makkaroni mit vier Käsesorten	250	455	24	13,8	rot	rot
Makkaroniauflauf mit Schinken	350	543	25	12,6	rot	rot
Makrele gegart	180	234	15	3,8	rot	grün
Makrele geräuchert	75	144	9	2,4	rot	grün
Makrele Konserve in Öl netto	60	118	9	1,4	rot	grün
Makrele paniert	150	368	23	8,3	rot	rot
Makrelenfilet gegart	150	315	21	5,2	rot	grün
Makronen	10	45	2	0,2	grün	grün
Makronentorte	120	532	30	5,2	gelb	gelb
Malzbier	330	182	0	0,0	grün	grün
Malzkaffee	125	3	0	0,0	grün	grün
Malzkaffee Trockenprodukt	3	9	0	0,0	grün	grün
Malzzucker	5	20	0	0,0	grün	grün
Mandarine	40	20	0	0,0	grün	grün
Mandarine Konserve netto	125	104	0	0,1	grün	grün
Mandarinennektar	200	128	0	0,1	grün	grün
Mandarinensaft	200	94	0	0,1	grün	grün
Mandel dragiert	25	134	11	0,9	grün	grün
Mandel geröstet und gesalzen	20	115	11	0,9	grün	grün
Mandel geröstet	20	117	11	0,9	grün	grün
Mandel	20	114	11	0,9	grün	grün
Mandelbrot Hefeteig	100	377	18	8,5	rot	rot
Mandelgebäck Mürbeteig	50	252	15	7,2	rot	rot
Mandelhörnchen	50	176	10	2,2	rot	gelb
Mandellikör	20	64	0	0,0	grün	grün
Mandelmakronen	25	115	8	0,7	grün	grün
Mandelmehl	10	60	6	0,5	grün	grün
Mandelmus	20	119	11	1,0	grün	grün
Mandelmus gesalzen	20	117	11	0,9	grün	grün
Mandelöl	12	106	12	1,0	grün	grün

Produktbezeichnung	Portion in g	kcal pro Portion	Fett-punkte pro P.	GSF pro Portion	Choles-terin	Fett-index
Mandelsandtorte	120	521	34	7,2	🔴	🟡
Mandelsoße	60	69	4	1,1	🟡	🟡
Mandeltorte Mürbeteig	100	460	33	14,9	🔴	🔴
Mango	125	75	1	0,1	🟢	🟢
Mango Chutney	20	28	0	0,0	🟢	🟢
Mango gegart	125	79	1	0,1	🟢	🟢
Mango Konserve netto	125	111	0	0,1	🟢	🟢
Mangonektar	200	124	0	0,1	🟢	🟢
Mangosaft	200	120	1	0,2	🟢	🟢
Mangold	150	38	0	0,1	🟢	🟢
Mangold gegart	150	39	1	0,1	🟢	🟢
Mangold Konserve netto	150	33	0	0,1	🟢	🟢
Maniok	200	274	0	0,1	🟢	🟢
Maniok Pulver	20	68	0	0,0	🟢	🟢
Maraschino Likör	20	64	0	0,0	🟢	🟢
Margarine aus Scjaöl	20	144	16	4,1	🟢	🟢
Margarine halbfett	20	72	8	2,0	🟢	🟢
Margarine pflanzlich	20	142	16	4,7	🟢	🟢
Markerbsen	150	123	1	0,3	🟢	🟢
Markklößchen	50	210	17	6,7	🔴	🔴
Markklößchen Konserve	50	205	16	6,5	🔴	🔴
Marmelade	25	70	0	0,0	🟢	🟢
Marmelade aus Beeren m. Fruchtz.	25	25	0	0,0	🟢	🟢
Marmelade mit Süßstoff	25	17	0	0,0	🟢	🟢
Marmelade aus Steinobst m. Fruchtz.	25	27	0	0,0	🟢	🟢
Marm. aus Zitrusfrüchten m. Fruchtz.	25	27	0	0,0	🟢	🟢
Marmorkuchen	70	274	15	8,6	🔴	🔴
Maronencreme süß	25	67	0	0,1	🟢	🟡
Marseiller Fischsuppe Konserve	250	163	7	1,5	🔴	🟡
Marshmallow	5	17	0	0,0	🟢	🟢
Marzipan	15	69	3	0,2	🟢	🟢
Marzipan Plundergebäck	70	263	15	6,4	🔴	🔴

Produktbezeichnung	Portion in g	kcal pro Portion	Fettpunkte pro P.	GSF pro Portion	Cholesterin	Fettindex
Marzipan Rohmasse	15	77	5	0,4	grün	grün
Marzipanmonde	50	236	15	1,3	grün	grün
Marzipanstollen	100	389	19	7,4	gelb	gelb
Mate Tee	125	0	0	0,0	grün	grün
Matjeshering gesalzen	75	212	18	3,6	rot	gelb
Matjeshering Hausfrauenart	250	485	41	8,5	rot	gelb
Matjeshering Konserve in Öl netto	60	147	12	1,9	rot	gelb
Matjeshering mit Zwiebeln	250	635	53	10,7	rot	gelb
Maulbeere	125	55	0	0,0	grün	grün
Maulbeere Konserve netto	125	100	0	0,0	grün	grün
Maultaschen schwäb. m. Röstzwiebeln	250	383	17	5,5	rot	gelb
Mayonnaise 80 % Fett	15	111	12	5,5	rot	rot
Mayonnaise leicht	15	55	5	0,7	rot	gelb
Mayonnaise Salatdressing	15	59	6	2,7	gelb	gelb
Meeresfrüchtecocktail	150	194	13	2,0	rot	gelb
Meerrettich	10	6	0	0,0	grün	grün
Meerrettich gegart	10	5	0	0,0	grün	grün
Meerrettich Sahnesoße	60	83	6	3,6	rot	rot
Meerrettichbutter	20	103	11	6,7	rot	rot
Meerrettichsoße	60	62	4	1,5	gelb	gelb
Meersalz	0,5	0	0	0,0	grün	grün
Mehlkloß mit Backobst	250	410	12	5,7	rot	rot
Mehlklöße	200	280	6	3,0	rot	rot
Mehrfruchtnektar mit Süßstoff	200	62	0	0,1	grün	grün
Mehrkornbrot	45	99	0	0,1	grün	grün
Mehrkornbrot Vollkorn	50	101	1	0,1	grün	grün
Mehrkornflocken	40	123	1	0,1	grün	grün
Mehrkornflocken geröstet gesüßt	40	126	1	0,1	grün	grün
Mehrkornschrot	40	124	1	0,1	grün	grün
Melassesirup dunkel	25	70	0	0,0	grün	grün
Melde gegart	150	39	1	0,1	grün	grün
Melde	150	38	0	0,1	grün	grün

Produktbezeichnung	Portion in g	kcal pro Portion	Fettpunkte pro P.	GSF pro Portion	Cholesterin	Fettindex
Melisse	1	3	0	0,0	🟢	🟢
Mettwurst gekocht	30	101	10	3,5	🔴	🔴
Mettwurst grob	30	93	8	3,0	🔴	🔴
Mettwurst luftgetrocknet	30	101	9	3,1	🔴	🔴
Mettwurst schnittfest	30	110	10	3,8	🔴	🔴
Mettwurst streichfähig	30	109	10	3,4	🔴	🔴
Miesmuschel gegart	100	69	1	0,3	🔴	🟡
Miesmuschel Konserve in Öl netto	60	79	6	0,7	🔴	🟡
Miesmuschel Konserve netto	65	43	1	0,2	🔴	🟡
Milch 0,3 % Fett	200	72	0	0,1	🟡	🟡
Milch 1,5 % Fett	200	96	3	1,9	🟡	🔴
Milch 3,5 % Fett	200	128	7	4,2	🔴	🔴
Milchpulver teilentrahmt	10	43	1	0,8	🟡	🔴
Milchreis mit Beeren	250	240	5	2,6	🟡	🟡
Milchreis mit Zucker und Zimt	250	325	8	4,8	🟡	🟡
Milchreis mit Früchten	250	338	5	2,9	🟡	🟡
Milchspeiseeis	75	64	2	1,1	🟡	🔴
Milchsuppe	320	291	12	6,7	🔴	🔴
Milchsuppe mit Mehl	350	417	16	9,4	🟡	🟡
Milchzucker	5	20	0	0,0	🟢	🟢
Mineralwasser mit Kohlensäure	200	0	0	0,0	🟢	🟢
Mineralwasser still	200	0	0	0,0	🟢	🟢
Minestrone	400	304	11	3,9	🔴	🟡
Mirabelle	125	80	0	0,0	🟢	🟢
Mirabelle gegart	125	84	0	0,0	🟢	🟢
Mirabelle Konserve netto	125	114	0	0,0	🟢	🟢
Mirabellenkompott	250	155	0	0,1	🟢	🟢
Mirabellenkonfitüre	25	70	0	0,0	🟢	🟢
Mirabellennektar	200	120	0	0,0	🟢	🟢
Mirabellensaft	200	128	0	0,1	🟢	🟢
Mischgemüse gedünstet	250	133	4	1,1	🟢	🟡
Mischgemüse in Rahmsoße	250	168	9	5,1	🔴	🔴

Produktbezeichnung	Portion in g	kcal pro Portion	Fett-punkte pro P.	GSF pro Portion	Choles-terin	Fett-index
Miso	20	23	1	0,2	grün	gelb
Mispel	25	12	0	0,0	grün	grün
Mohn	10	47	4	0,5	grün	gelb
Mohn-Apfeltorte Mürbeteig	120	344	19	6,1	rot	rot
Mohn geschrotet	10	48	4	0,5	grün	gelb
Mohn-Gittertorte Quarkölteig	80	278	14	4,2	gelb	gelb
Mohnhörnchen	50	166	6	1,3	grün	gelb
Mohnrolle	100	374	20	8,0	rot	rot
Mohnstollen	100	321	15	2,8	gelb	gelb
Möhre	150	32	0	0,0	grün	grün
Möhre gegart	150	32	0	0,1	grün	grün
Möhre gesäuert	50	7	0	0,0	grün	grün
Möhre Konserve netto	150	32	0	0,1	grün	grün
Möhren in Butter geschwenkt	250	160	11	6,2	rot	rot
Möhrengemüse gedünstet	250	103	6	1,5	grün	grün
Möhrengemüse in heller Soße	250	128	6	2,1	grün	gelb
Möhrennusstorte Biskuit	100	317	17	1,8	rot	gelb
Möhrenrohkost mit Öl	130	69	4	0,5	grün	gelb
Möhrensaft	200	44	0	0,1	grün	grün
Möhrensalat gegart mit Öl	150	117	9	1,1	grün	gelb
Mokkacreme	200	380	23	12,9	rot	rot
Mokkacremetorte	100	347	17	6,8	rot	rot
Mokkasahnetorte	100	306	20	12,0	rot	rot
Mokkaspeise	250	335	8	4,6	rot	rot
Molke	200	50	0	0,3	gelb	gelb
Molke mit Früchten	200	130	0	0,3	grün	grün
Molkenpulver	10	35	0	0,1	grün	grün
Moosbeere	125	45	1	0,1	grün	grün
Morchel	100	11	0	0,1	grün	gelb
Morchel getrocknet	25	25	1	0,2	grün	gelb
Morchel Konserve netto	100	11	0	0,1	grün	gelb
Mortadella fettarm	30	52	3	1,0	rot	rot

Produktbezeichnung	Portion in g	kcal pro Portion	Fettpunkte pro P.	GSF pro Portion	Cholesterin	Fettindex
Mortadella i. D.	30	92	9	3,1	rot	rot
Most Apfelwein	130	56	0	0,0	grün	grün
Mousse au chocolat	200	414	27	16,3	rot	rot
Mozzarella	125	319	25	16,2	rot	rot
Muffins	60	130	2	0,8	grün	gelb
Muffins mit Heidelbeeren	60	169	7	1,8	rot	gelb
Muffins mit Schokolade	60	172	7	2,8	gelb	gelb
Multivitaminnektar mit Süßstoff	200	64	0	0,1	grün	grün
Mungobohne	150	410	2	0,4	grün	grün
Mungobohnensprossen	100	24	0	0,1	grün	grün
Münster 30 % F. i. Tr.	30	72	4	2,5	gelb	gelb
Münster 45 % F. i. Tr.	30	88	7	4,2	rot	rot
Münster 50 % F. i. Tr.	30	94	8	4,7	rot	rot
Mürbeteig	100	479	28	16,5	rot	rot
Musaka	300	417	34	9,6	rot	rot
Muscheln im Weißweinsud	200	118	2	0,5	rot	gelb
Muscheln in Tomatensoße	200	234	18	10,7	rot	rot
Muskatnuss	1	5	0	0,3	grün	gelb
Müsli	40	140	3	0,4	grün	grün
Müsli mit Milch, Zucker und Obst	150	189	3	0,9	grün	grün
Müslikeks Vollkorn	20	88	5	0,5	grün	grün
Müsliriegel	25	94	5	0,5	grün	grün
Mutzen rheinisch	50	147	2	0,5	rot	rot
N						
Nährhefe	5	4	0	0,0	grün	grün
Napfkuchen Hefeteig	100	349	17	4,1	rot	gelb
Napfkuchen mit Rosinen	70	253	11	5,6	rot	rot
Nasi Goreng	550	803	32	22,7	gelb	rot
Natrium Glutamat	0,5	2	0	0,0	grün	grün
Natto	20	35	2	0,3	grün	gelb
Natursauer getrocknet	1	3	0	0,0	grün	grün

Produktbezeichnung	Portion in g	kcal pro Portion	Fettpunkte pro P.	GSF pro Portion	Cholesterin	Fettindex
Nektarine	115	66	0	0,0	grün	grün
Nektarine gegart	115	68	0	0,0	grün	grün
Nektarine Konserve netto	125	108	0	0,0	grün	grün
Nektarinenkonfitüre	25	69	0	0,0	grün	grün
Nektarinennektar	200	134	0	0,0	grün	grün
Nizzaer Salat mit Thunfisch	200	180	12	2,6	rot	gelb
Nougat	25	119	5	0,6	grün	grün
Nougat Rohmasse	25	128	8	0,9	grün	gelb
Nougatcreme	25	104	2	0,5	grün	grün
Nudelauflauf mit Käse	350	665	41	23,3	rot	rot
Nudelauflauf m. Schinken überbacken	350	536	18	9,4	rot	rot
Nudeleintopf mit Huhn und Gemüse	400	384	20	6,7	rot	rot
Nudeln gegart eifrei	125	188	1	0,1	grün	grün
Nudeln gegart mit Ei	125	158	1	0,2	rot	gelb
Nudeln grün mit Gorgonzolasoße	250	350	15	8,0	rot	rot
Nudeln selbst gemacht mit Ei	200	308	9	2,1	rot	gelb
Nudeln selbst gemacht	200	276	7	0,8	grün	grün
Nudelsalat mit Mayonnaise	350	553	38	6,2	rot	gelb
Nudelsuppe	330	145	5	2,2	rot	gelb
Nudelsuppe mit Huhn	350	294	20	7,2	rot	rot
Nürnberger Lebkuchen	40	160	6	0,6	gelb	gelb
Nussnougatcreme	25	130	7	4,4	grün	gelb
Nussnougat Törtchen Fertigmischung	60	175	13	3,6	rot	gelb
Nüsse	20	112	10	1,8	grün	grün
Nussecken Mürbeteig	50	270	18	5,2	gelb	gelb
Nusshörnchen	50	195	11	2,4	rot	gelb
Nusskuchen	50	228	16	6,2	rot	rot
Nusskuchen Fertigmischung	60	311	20	2,9	grün	gelb
Nusskuchen Rührteig	70	319	22	8,7	rot	rot
Nussmus	20	130	13	0,9	grün	gelb
Nussmus gesalzen	20	127	12	0,9	grün	gelb
Nussplätzchen	50	233	14	4,0	gelb	gelb

Produktbezeichnung	Portion in g	kcal pro Portion	Fett-punkte pro P.	GSF pro Portion	Choles-terin	Fett-index
Nussprinten	20	93	4	1,1	🟢	🟡
Nusspudding	250	895	62	8,1	🔴	🟡
Nusssahnetorte	120	415	29	11,7	🔴	🔴
Nussstangen	50	262	16	3,0	🔴	🟡
Nusstaler	50	258	15	5,7	🔴	🔴
O						
Obstessig	15	3	0	0,0	🟢	🟢
Obstkuchen aus Rührmasse	150	321	14	7,8	🔴	🔴
Obstkuchen Fertigmischung trock.	60	311	20	2,9	🟢	🟡
Obstkuchen Hefeteig	150	216	5	2,7	🔴	🔴
Obstkuchen mit Kernobst Mürbeteig	150	321	14	7,8	🔴	🔴
Obstkuchen mit Steinobst Mürbeteig	150	419	25	9,7	🔴	🔴
Obstmichel mit gemischtem Obst	250	435	17	10,5	🔴	🔴
Obstmischung getrocknet	25	72	0	0,0	🟢	🟢
Obstmischung Konserve netto	125	134	0	0,0	🟢	🟢
Obstmischung Konfitüre	25	69	0	0,0	🟢	🟢
Obstmischung TK	125	111	0	0,1	🟢	🟢
Obstnektar	200	144	0	0,1	🟢	🟢
Obstpie Mürbeteig	150	636	35	21,0	🔴	🔴
Obstsalat	150	131	0	0,1	🟢	🟢
Obsttörtchen Mürbeteig	100	198	10	4,3	🟡	🟡
Obsttorte Biskuit	100	157	2	0,5	🔴	🔴
Obsttorte Mürbeteig	120	238	12	5,1	🟡	🟡
Obsttorte Rührteig	120	251	11	2,9	🔴	🟡
Obstwein	130	86	0	0,0	🟢	🟢
Ochsenschwanz gegart	150	332	19	8,4	🔴	🔴
Ochsenschwanzsuppe gebunden	350	133	8	3,4	🟡	🟡
Ochsenschwanzsuppe klar Trockenpr.	50	63	3	2,0	🔴	🔴
Ochsenschw.suppe klar m. Supp.gem.	350	126	7	2,9	🔴	🔴
Okra	150	30	0	0,1	🟢	🟢
Okra gegart	150	30	0	0,1	🟢	🟢

Produktbezeichnung	Portion in g	kcal pro Portion	Fett-punkte pro P.	GSF pro Portion	Choles-terin	Fett-index
Okra Konserve netto	150	26	0	0,1	🟢	🟢
Olive grün	20	26	3	0,4	🟢	🟡
Olive grün gesäuert	20	29	3	0,4	🟢	🟡
Olive schwarz frisch	20	69	7	1,1	🟢	🟡
Olive schwarz gesäuert	20	71	7	1,1	🟢	🟡
Olivenöl	12	106	12	1,8	🟢	🟡
Olivenpastete	30	83	7	2,5	🔴	🔴
Omelett	140	273	22	8,5	🔴	🔴
Orange	150	71	0	0,1	🟢	🟢
Orangeat	5	15	0	0,0	🟢	🟢
Orangencreme	150	155	3	0,8	🔴	🟡
Orangenessenz	1	0	0	0,0	🟢	🟢
Orangenflammeri	250	348	7	3,5	🔴	🔴
Orangenkonfitüre	25	68	0	0,0	🟢	🟢
Orangenlimonade	200	58	0	0,0	🟢	🟢
Orangennektar	200	126	0	0,0	🟢	🟢
Orangennektar mit Süßstoff	200	44	0	0,0	🟢	🟢
Orangenplätzchen	50	189	2	0,5	🔴	🟡
Orangensaft	200	90	0	0,1	🟢	🟢
Orangenschale	5	6	0	0,0	🟢	🟢
Orangensorbet	75	104	0	0,0	🟢	🟢
Oregano	5	3	0	0,0	🟢	🟢
Oregano getrocknet	1	3	0	0,0	🟢	🟢
Ovomaltine	4	15	0	0,1	🟢	🟢
P						
Paella	550	946	49	14,6	🔴	🟡
Pakchoy	150	21	0	0,1	🟢	🟢
Palatschinken	150	347	13	6,8	🔴	🔴
Palmenherz	150	54	0	0,0	🟢	🟢
Palmenherz gegart	150	47	0	0,0	🟢	🟢
Palmenherz Konserve netto	150	45	0	0,0	🟢	🟢

Produktbezeichnung	Portion in g	kcal pro Portion	Fett-punkte pro P.	GSF pro Portion	Choles-terin	Fett-index
Palmfett Palmöl	20	174	20	9,2	grün	gelb
Pampelmuse	125	58	0	0,0	grün	grün
Pampelmusennektar	200	124	0	0,0	grün	grün
Pampelmusensaft	200	86	0	0,0	grün	grün
Paniermehl	8	29	0	0,0	grün	grün
Papaya	80	10	0	0,0	grün	grün
Papaya gegart	125	18	0	0,0	grün	grün
Papaya getrocknet	25	47	0	0,1	grün	grün
Papaya Konserve netto	125	75	0	0,0	grün	grün
Papayanektar	200	90	0	0,0	grün	grün
Paprika edelsüß	1	3	0	0,0	grün	grün
Paprikabutter	20	145	16	9,8	rot	rot
Paprikahuhn mit Soße	250	413	28	9,8	rot	rot
Paprikaschote	150	30	0	0,1	grün	grün
Paprikaschote gefüllt mit Hack	300	231	9	3,4	rot	gelb
Paprikaschote gesäuert	50	6	0	0,0	grün	grün
Paprikaschote gegart	150	30	0	0,1	grün	grün
Paprikaschote Konserve netto	150	26	0	0,1	grün	grün
Paranuss	20	132	13	3,4	grün	grün
Parmesan 30 % F. i. Tr.	30	107	7	4,1	rot	rot
Parmesan 40 % F. i. Tr.	30	122	9	5,5	rot	rot
Parmesan 45 % F. i. Tr.	30	132	10	6,3	rot	rot
Passionsfrucht	125	100	1	0,1	grün	grün
Passionsfrucht Konserve netto	125	133	0	0,1	grün	grün
Passionsfruchtnektar	200	120	0	0,0	grün	grün
Pastinake	150	33	1	0,1	grün	grün
Pastinake gegart	150	26	1	0,1	grün	grün
Pecannuss	20	138	14	1,2	grün	grün
Pecannuss geröstet	20	143	14	1,2	grün	grün
Perlgraupeneintopf	400	324	8	3,4	rot	rot
Perlhuhn mit Haut	150	219	11	3,7	rot	rot
Perlzwiebel	15	11	0	0,0	grün	grün

Produktbezeichnung	Portion in g	kcal pro Portion	Fett-punkte pro P.	GSF pro Portion	Choles-terin	Fett-index
Perlzwiebel gesäuert	50	19	0	0,0	grün	grün
Perlzwiebel Konserve netto	50	31	0	0,0	grün	grün
Persipan	15	69	2	0,2	grün	grün
Persipan Rohmasse	15	80	5	0,4	grün	grün
Petersilie	5	3	0	0,0	grün	grün
Petersilie getrocknet	1	3	0	0,0	grün	grün
Petersilienkartoffeln	250	170	0	0,1	grün	grün
Pfälzer Saumagen	30	47	2	0,7	rot	gelb
Pfannkuchen	250	428	15	5,8	rot	gelb
Pfannkuchen gefüllt mit Blattspinat	250	360	29	16,3	rot	rot
Pfannkuchen mit Heidelbeeren	250	383	16	5,4	rot	gelb
Pfannkuchen mit Quark	250	543	24	9,5	rot	rot
Pfannkuchen mit Konfitüre	250	455	23	10,6	rot	rot
Pfeffer schwarz	1	3	0	0,0	grün	grün
Pfeffer weiß	1	3	0	0,0	grün	grün
Pfefferkuchen	50	190	5	0,5	gelb	gelb
Pfefferminzbonbon	5	20	0	0,0	grün	grün
Pfefferminze	1	0	0	0,0	grün	grün
Pfefferminztee	125	1	0	0,0	grün	grün
Pfeffernüsse	24	95	1	0,2	gelb	gelb
Pfefferschote	2	1	0	0,0	grün	grün
Pfefferschote getrocknet	2	5	0	0,0	grün	grün
Pfefferschote gesäuert	50	10	0	0,0	grün	grün
Pfefferschote Konserve netto	50	16	0	0,0	grün	grün
Pfefferschote Pulver	1	3	0	0,0	grün	grün
Pfeffersteak mit Soße	250	373	22	10,1	rot	rot
Pferdefleisch gegart i. D.	150	231	5	2,4	rot	rot
Pfifferling	100	11	1	0,1	grün	gelb
Pfifferling gedünstet	200	118	7	1,9	grün	gelb
Pfifferling getrocknet	25	30	1	0,3	grün	gelb
Pfifferling Konserve netto	100	11	0	0,1	grün	gelb
Pfirsich	115	47	0	0,0	grün	grün

Produktbezeichnung	Portion in g	kcal pro Portion	Fett-punkte pro P.	GSF pro Portion	Choles-terin	Fett-index
Pfirsich Konserve netto	125	95	0	0,0	🟢	🟢
Pfirsichkompott	250	135	0	0,0	🟢	🟢
Pfirsichkonfitüre	25	68	0	0,0	🟢	🟢
Pfirsichnektar	200	120	0	0,0	🟢	🟢
Pfirsichsaft	200	86	0	0,0	🟢	🟢
Pfitzauf	250	468	21	7,1	🔴	🟡
Pflaume	125	59	0	0,0	🟢	🟢
Pflaume getrocknet	25	65	0	0,0	🟢	🟢
Pflaumen Konserve netto	125	101	0	0,0	🟢	🟢
Pflaumenkompott	250	148	0	0,1	🟢	🟢
Pflaumenkonfitüre	25	68	0	0,0	🟢	🟢
Pflaumenmus	25	49	0	0,0	🟢	🟢
Pflaumensaft	200	98	0	0,1	🟢	🟢
Pflaumenstreuselkuchen Fertigmisch.	150	318	20	8,4	🔴	🔴
Pichelsteiner	450	279	8	4,1	🟡	🟡
Pichelsteiner Konserve	150	111	5	1,9	🔴	🔴
Pickles süß-sauer	50	18	0	0,0	🟢	🟢
Pilaw Reis	250	605	25	14,6	🔴	🔴
Pilgermuschel gegart	180	63	1	0,2	🔴	🟡
Pilsbier hell	330	139	0	0,0	🟢	🟢
Pilze chinesisch getrocknet	25	59	0	0,1	🟢	🟢
Pilzragout überbacken	250	403	34	17,9	🔴	🔴
Pilzsoße dunkel	60	35	2	0,8	🟡	🟡
Pilzsoße hell	60	47	3	1,0	🟡	🟡
Pilzsuppe	320	118	8	2,0	🟢	🟡
Piment	1	3	0	0,0	🟢	🟢
Pimpinelle	5	2	0	0,0	🟢	🟢
Pinienkern	20	115	10	1,2	🟢	🟢
Pistazie	20	115	10	1,4	🟢	🟢
Pistazie geröstet	20	125	11	1,5	🟢	🟢
Pistazie geröstet und gesalzen	20	123	11	1,4	🟢	🟢
Pizza al formaggio	250	710	33	15,6	🔴	🔴

Produktbezeichnung	Portion in g	kcal pro Portion	Fett-punkte pro P.	GSF pro Portion	Choles-terin	Fett-index
Pizza al funghi	250	520	23	3,4	grün	gelb
Pizza frutti di mare	250	420	10	1,5	rot	gelb
Pizza margherita	250	645	13	3,9	grün	gelb
Pizza napoletana	250	618	29	8,1	grün	gelb
Pizza quattro stagioni	250	540	13	3,6	grün	gelb
Pizza salami	250	660	35	9,9	grün	gelb
Pizza siciliana	250	428	22	9,5	gelb	gelb
Pizza tonno	250	503	25	6,3	grün	gelb
Plätzchen gefüllt	50	198	9	3,9	rot	rot
Plätzchen Mürbeteig	50	245	13	6,2	rot	rot
Plätzchen Rührteig	50	158	4	1,2	rot	gelb
Plockwurst	30	130	11	4,1	rot	rot
Plumpudding	250	660	31	10,7	rot	gelb
Plunder Kranz	100	393	22	9,7	rot	rot
Pökelfleisch	30	41	2	0,9	rot	rot
Polenta	250	348	23	13,3	rot	rot
Pommes frites, frittiert	150	186	8	0,9	grün	grün
Pommes frites mit Ketchup	150	159	6	2,3	grün	gelb
Pommes frites mit Mayonnaise	150	278	21	4,2	gelb	gelb
Porree	150	39	1	0,1	grün	grün
Porree gegart	150	35	1	0,1	grün	grün
Portulak	150	41	1	0,1	grün	grün
Portulak gegart	150	35	1	0,1	grün	grün
Portulak gesäuert	50	7	0	0,0	grün	grün
Portulak Konserve netto	150	33	0	0,1	grün	grün
Portwein	50	77	0	0,0	grün	grün
Pottasche	1	2	0	0,0	grün	grün
Poularde	150	360	28	9,3	rot	rot
Pralinen gefüllt mit Alkohol	12	46	1	0,4	grün	gelb
Pralinen gefüllt alkoholfrei flüssig	12	49	1	0,4	grün	gelb
Pralinen mit Fruchtcreme	12	42	1	0,4	grün	gelb
Pralinen mit Marzipan	12	60	4	0,7	grün	gelb

Produktbezeichnung	Portion in g	kcal pro Portion	Fett-punkte pro P.	GSF pro Portion	Choles-terin	Fett-index
Pralinen mit Nüssen	12	55	2	0,7	🟢	🟡
Pralinen mit Trüffel	12	62	4	2,3	🟢	🟡
Preiselbeere	125	49	1	0,0	🟢	🟢
Preiselbeere gegart	125	51	1	0,0	🟢	🟢
Preiselbeere Konserve netto	125	95	1	0,0	🟢	🟢
Preiselbeerkompott	250	308	1	0,0	🟢	🟢
Preiselbeerkonfitüre	25	68	0	0,0	🟢	🟢
Preiselbeersaft	200	82	1	0,0	🟢	🟢
Preiselbeersoße	60	35	0	0,0	🟢	🟢
Presssäckel	30	86	7	2,6	🔴	🔴
Printen	20	93	4	1,1	🟢	🟡
Prinzregententorte	100	386	26	15,3	🔴	🔴
Provolone 45 % F. i. Tr.	30	102	8	4,8	🔴	🔴
Puddingpulver	3	11	0	0,0	🟢	🟢
Puffreis	50	195	1	0,3	🟢	🟢
Puffreis mit Zucker und Honig	50	192	1	0,2	🟢	🟢
Pumpernickel	40	75	0	0,1	🟢	🟢
Punschbowle	200	216	0	0,0	🟢	🟢
Pute gegart	150	321	22	7,4	🔴	🔴
Pute mit Haut gegart	150	380	24	8,1	🔴	🔴
Putenbrust	150	161	1	0,5	🔴	🟡
Putenbrust gebraten mit Gemüsesoße	250	170	4	2,8	🔴	🔴
Putenragout	350	483	33	11,4	🔴	🔴
Putenschenkel gegart	150	284	15	4,8	🔴	🔴
Q						
Quark 10 % F. i. Tr.	30	25	1	0,4	🟡	🟡
Quark 20 % F. i. Tr.	30	30	1	0,8	🔴	🔴
Quark 30 % F. i. Tr.	30	37	2	1,3	🔴	🔴
Quark 40 % F. i. Tr.	30	43	3	1,9	🔴	🔴
Quark-Apfel-Torte	120	204	7	1,7	🔴	🟡
Quark Magerstufe	30	23	0	0,0	🟢	🟢

Produktbezeichnung	Portion in g	kcal pro Portion	Fett-punkte pro P.	GSF pro Portion	Choles-terin	Fett-index
Quark mit Früchten 10 % Fett	100	106	1	0,8	grün	gelb
Quark mit Früchten 20 % Fett	100	112	2	1,4	gelb	gelb
Quark mit Früchten 40 % Fett	100	129	5	2,8	gelb	rot
Quark mit Früchten Magerstufe	100	103	1	0,4	grün	grün
Quarkklöße	150	354	14	7,8	rot	rot
Quarkkl. (Zimt, Zucker, Kirschkompott)	300	222	6	1,6	rot	gelb
Quarkknödel	250	468	30	15,8	rot	rot
Quarkkrapfen	250	778	51	29,7	rot	rot
Quarkplinsen	200	436	23	14,6	rot	rot
Quarkpudding	250	543	27	17,6	rot	rot
Quarkspeise mit Erdbeeren	250	250	2	0,9	grün	grün
Quarkstrudel	150	336	12	3,1	rot	gelb
Quarktasche Quarkölteig	80	234	10	1,5	rot	gelb
Quarktasche	50	126	3	0,7	gelb	gelb
Quiche lorraine	250	725	53	29,2	rot	rot
Quitte	125	49	1	0,0	grün	grün
Quitte gegart	125	51	1	0,0	grün	grün
Quittenkompott	250	95	1	0,0	grün	grün
Quittenkonfitüre	25	68	0	0,0	grün	grün
R						
Radicchio	50	7	0	0,0	grün	grün
Radieschen	100	15	0	0,0	grün	grün
Ragout fin	180	268	16	7,6	rot	rot
Ragout fin Konserve	150	200	11	4,1	rot	rot
Rahmsoße Salatsoße	60	76	6	3,5	rot	rot
Rahmspinat	150	119	11	6,3	rot	rot
Rahmwirsingkohl mit Soße	250	180	14	8,0	rot	rot
Rapsöl	12	105	12	0,9	grün	grün
Raquelette 50 % F. i. Tr.	30	103	8	5,1	rot	rot
Ratatouille	350	119	7	0,9	grün	gelb
Rauchfleisch	30	39	2	0,8	rot	rot

Produktbezeichnung	Portion in g	kcal pro Portion	Fett-punkte pro P.	GSF pro Portion	Choles-terin	Fett-index
Ravioli mit Gemüsekäsefüllung	200	434	27	15,6	rot	rot
Ravioli mit Gemüse	250	343	16	9,1	rot	rot
Rebhuhn	150	333	14	3,4	rot	gelb
Reh gegart i. D.	150	240	6	2,8	rot	rot
Rehkeule mit Preiselbeersoße	350	620	30	13,7	rot	rot
Rehpfeffer	400	788	57	28,0	rot	rot
Rehrücken	100	427	24	8,0	rot	rot
Rehrücken mit Soße und Birne	300	546	25	8,5	rot	gelb
Reibekuchen	200	290	15	3,9	rot	gelb
Reineclaude	125	79	0	0,0	grün	grün
Reineclaude gegart	125	83	0	0,0	grün	grün
Reineclaude Konserve netto	125	114	0	0,0	grün	grün
Reineclaudenkonfitüre	25	70	0	0,0	grün	grün
Reis geschält	60	209	0	0,1	grün	grün
Reis geschält gegart	180	167	0	0,1	grün	grün
Reis Kaiserin Art	250	323	3	1,6	grün	grün
Reis parboiled	60	211	0	0,1	grün	grün
Reis parboiled gegart	180	194	0	0,1	grün	grün
Reis Trauttmansdorff	150	273	10	5,9	gelb	rot
Reis ungeschält	60	209	1	0,3	grün	grün
Reis ungeschält gegart	180	202	1	0,4	grün	grün
Reisauflauf mit Käse und Schinken	350	714	29	17,9	rot	rot
Reisbrei	250	310	11	6,5	gelb	rot
Reiscrispies	50	189	0	0,1	grün	grün
Reisfleisch	550	682	20	6,6	rot	rot
Reismehl	10	35	0	0,0	grün	grün
Reispudding	3	12	0	0,0	grün	grün
Reispudding englisch	350	480	17	9,1	rot	rot
Reissalat mit Äpfeln und Curry	170	163	2	0,3	grün	grün
Reissalat mit Mayonnaise	170	179	7	1,2	gelb	gelb
Reissalat mit Thunfisch und Tomaten	200	208	7	2,0	rot	gelb
Reisstärke	20	70	0	0,0	grün	grün

Produktbezeichnung	Portion in g	kcal pro Portion	Fettpunkte pro P.	GSF pro Portion	Cholesterin	Fettindex
Reisvollkornbrot	50	108	1	0,1	grün	grün
Remoulade 65 % Fett	15	96	10	4,3	rot	rot
Remouladensoße	60	383	42	5,3	rot	gelb
Rettich gegart	150	17	0	0,0	grün	grün
Rettich Trunk	200	10	0	0,0	grün	grün
Rettich weiß, rot, schwarz	150	21	0	0,0	grün	grün
Rhabarber gegart	150	21	0	0,0	grün	grün
Rhabarberkaltschale	350	273	0	0,1	grün	grün
Rhabarberkompott	250	235	0	0,0	grün	grün
Rhabarberkuchen mit Baiser	120	217	12	6,9	rot	rot
Rhabarbernektar	200	104	0	0,0	grün	grün
Rhabarbersaft	200	92	0	0,0	grün	grün
Rheinische Bratwurst	150	408	38	13,5	rot	rot
Ricotta 30 % F. i. Tr.	30	36	2	1,4	rot	rot
Ricotta 45 % F. i. Tr.	30	49	4	2,4	rot	rot
Ricotta 60 % F. i. Tr.	30	52	5	2,7	rot	rot
Riesengarnelen gegrillt	300	426	16	2,4	rot	gelb
Riesenscampi vom Grill	300	444	18	2,8	rot	gelb
Rind Kochfleisch ma. gegart	125	284	16	6,9	rot	rot
Rind Kochfleisch mf. gegart	125	331	22	9,6	rot	rot
Rinderbierschinken	30	58	4	1,4	rot	rot
Rinderbraten gegart	125	196	6	2,6	rot	gelb
Rinderbraten mit Soße	350	515	39	15,8	rot	rot
Rinderbrust Spannrippe fe. gegart	125	343	25	10,5	rot	rot
Rinderfilet gegart	125	190	4	2,0	rot	rot
Rinderfilet mit Soße	200	196	9	3,6	rot	rot
Rindergulasch Konserve	150	188	9	3,9	rot	rot
Rindergulasch mf. gegart	150	270	12	5,0	rot	rot
Rindergulasch mit Soße	400	400	24	10,4	rot	rot
Rindergulasch ungarisch	400	464	31	13,7	rot	rot
Rinderkeule ma. gegart	150	227	6	2,5	rot	rot
Rinderkeule mf. gegart	150	261	10	4,4	rot	rot

Produktbezeichnung	Portion in g	kcal pro Portion	Fett-punkte pro P.	GSF pro Portion	Choles-terin	Fett-index
Rinderkotelett ma. gegart	150	242	6	2,6	rot	rot
Rinderkotelett mf. gegart	150	275	13	5,5	rot	rot
Rinderleber gegart	125	184	4	1,6	rot	rot
Rinderleberragout mit Äpfeln	300	360	20	14,3	rot	rot
Rinderlende gegart	125	190	4	2,0	rot	rot
Rindermark	125	1046	118	49,7	gelb	gelb
Rindernacken Kamm mf. gegart	150	275	13	5,5	rot	rot
Rindernacken Kamm ma.	150	224	12	5,3	rot	rot
Rinderroulade Konserve	150	186	10	3,9	rot	rot
Rinderroulade ma. gegart	150	227	6	2,5	rot	rot
Rinderroulade mf. gegart	150	261	10	4,4	rot	rot
Rinderroulade mit Soße	400	496	35	15,0	rot	rot
Rinderrücken Roastbeef	125	163	6	2,4	rot	gelb
Rinderrücken Roastbeef gegart	125	201	5	2,2	rot	rot
Rinderschmorbraten mit Soße	350	378	23	10,1	rot	rot
Rinderschulter Bug ma. gegart	125	196	6	2,6	rot	gelb
Rinderspieß mit Zwiebeln	350	571	29	10,6	rot	rot
Rindersteak ma. gegart	150	242	6	2,6	rot	rot
Rindersteak mf. gegart	150	263	9	3,7	rot	gelb
Rindersteak mit Kräuterbutter	250	713	52	29,3	rot	rot
Rindertalg	15	129	15	6,2	gelb	gelb
Rinderzunge gegart	125	235	14	5,2	rot	rot
Rindfleisch gegart	150	270	12	5,0	rot	rot
Rindfleisch Konserve	150	225	11	4,9	rot	rot
Rindfleischbrühe mit Ei	330	244	15	5,4	rot	rot
Rindfleischsalat mit Öl	100	244	18	3,8	rot	gelb
Rindfleischsülze	30	42	1	0,5	rot	gelb
Rindfleischsuppe Brühwürfel	5	7	0	0,1	grün	gelb
Rippchen gekocht	250	415	23	8,3	rot	rot
Risi Pisi Erbsenreis	250	228	3	0,7	grün	grün
Risotto mit Butter und Parmesankäse	250	510	25	12,6	rot	rot
Roastbeef englisch	250	518	24	10,5	rot	rot

Produktbezeichnung	Portion in g	kcal pro Portion	Fett-punkte pro P.	GSF pro Portion	Choles-terin	Fett-index
Roastbeef gebraten mit Speck	300	603	33	13,4	rot	rot
Rodonkuchen	70	251	12	6,6	rot	rot
Roggen Vollkorn	40	118	1	0,1	grün	grün
Roggen Vollkorn gegart	180	169	1	0,1	grün	grün
Roggenbrötchen	60	134	1	0,1	grün	grün
Roggenflocken	40	118	1	0,1	grün	grün
Roggenkeime	10	34	1	0,2	grün	grün
Roggenmehl Typ 1150	10	32	0	0,0	grün	grün
Roggenmehl Typ 815	10	32	0	0,0	grün	grün
Roggenmehl Typ 997	10	32	0	0,0	grün	grün
Roggenmischbrot	45	95	0	0,1	grün	grün
Roggenmischbrot m. Sonnenbl.kernen	45	102	1	0,2	grün	grün
Roggenmischbrot mit Leinsamen	45	98	1	0,1	grün	grün
Roggenschrot Typ 1800	40	117	1	0,1	grün	grün
Roggenvollkornschrotbrot	50	93	0	0,1	grün	grün
Roggenvollkornbrot	50	94	0	0,1	grün	grün
Rohkost mit Weizenkeimlingen	250	225	6	2,0	grün	gelb
Rohkostsalat mit Sahne	150	75	6	0,7	grün	gelb
Rohkostsalat mit Joghurt	150	33	1	0,5	gelb	gelb
Rohkostsalat mit Dressing	150	35	1	0,6	gelb	rot
Rohkostsalat mit Öl	150	47	3	0,3	grün	gelb
Rohrnudeln	150	699	59	35,1	rot	rot
Rollmöpse	80	107	8	2,9	rot	rot
Romadur 20 % F. i. Tr.	30	54	3	1,6	gelb	gelb
Romadur 30 % F. i. Tr.	30	67	4	2,5	rot	rot
Romadur 40 % F. i. Tr.	30	82	6	3,6	rot	rot
Romadur 45 % F. i. Tr.	30	88	7	4,2	rot	rot
Romadur 50 % F. i. Tr.	30	94	8	4,7	rot	rot
Romadur 60 % F. i. Tr.	30	113	10	6,3	rot	rot
Romanosalat	50	8	0	0,0	grün	grün
Roquefort	30	108	9	6,0	rot	rot
Roquefort Dressing	60	249	25	8,2	gelb	gelb

Produktbezeichnung	Portion in g	kcal pro Portion	Fett-punkte pro P.	GSF pro Portion	Choles-terin	Fett-index
Rosenkohl	150	54	1	0,1	grün	grün
Rosenkohl gedünstet	250	163	9	7,1	grün	gelb
Rosenkohl gegart	150	42	0	0,1	grün	grün
Rosenkuchen Hefeteig	100	374	16	4,9	gelb	gelb
Rosenpaprika	1	3	0	0,0	grün	grün
Rosine	25	75	0	0,1	grün	grün
Rosinenbrot	30	72	0	0,1	grün	grün
Rosinenbrötchen	45	114	1	0,1	grün	grün
Rosinenkuchen	70	214	6	3,2	rot	rot
Rosmarin	5	3	0	0,0	grün	grün
Rosmarin getrocknet	1	3	0	0,0	grün	grün
Rostbratwurst	150	494	44	15,9	rot	rot
Röstbrotwürfel	20	55	0	0,0	grün	grün
Röstgemüse	5	20	2	0,3	grün	gelb
Rösti	250	313	17	9,7	rot	rot
Rotbarsch gegart	180	101	3	0,7	rot	gelb
Rotbarsch geräuchert	75	86	3	0,6	rot	gelb
Rotbarsch in Dillsoße	250	303	14	3,8	rot	gelb
Rotbarsch paniert	200	360	18	4,3	rot	gelb
Rotbarschfilet	150	161	5	1,1	rot	gelb
Rotbarschfilet gegart	150	188	6	1,4	rot	gelb
Rotbarschfilet in Soße	250	293	16	7,6	rot	rot
Rote Bete	150	63	0	0,0	grün	grün
Rote Bete gedünstet	250	148	6	2,4	grün	gelb
Rote Bete gegart	150	48	0	0,0	grün	grün
Rote Bete Konserve netto	150	51	0	0,0	grün	grün
Rote Bete Salat gegart mit Öl	150	72	2	0,3	grün	grün
Rote Bete sauer	50	15	0	0,0	grün	grün
Rote Betetrunk	200	28	0	0,0	grün	grün
Rote Grütze aus Fruchtsaft	250	248	0	0,0	grün	grün
Rotkappe	100	14	1	0,2	grün	gelb
Rotkohl	150	35	0	0,0	grün	grün

Produktbezeichnung	Portion in g	kcal pro Portion	Fett-punkte pro P.	GSF pro Portion	Choles-terin	Fett-index
Rotkohl gegart	150	27	0	0,0	🟢	🟢
Rotkohl gesäuert	50	6	0	0,0	🟢	🟢
Rotkohl Konserve netto	150	29	0	0,0	🟢	🟢
Rotkohl mit Äpfeln	200	112	6	2,2	🟢	🟡
Rotwein Punsch	200	300	0	0,0	🟢	🟢
Rotwein Qualitätswein	130	86	0	0,0	🟢	🟢
Rotwein schwer	130	101	0	0,0	🟢	🟢
Rotweinmarinade Salatsoße	45	182	19	2,2	🟢	🟡
Rotweinsoße	60	34	2	0,7	🟡	🟡
Rotweinsoße süß	60	44	0	0,0	🟢	🟢
Rotwurst	30	52	3	1,1	🔴	🔴
Rückenspeck Schwein	30	209	23	8,3	🟡	🟡
Rührei	120	197	15	5,9	🔴	🔴
Rührei mit Käse und Schinken	170	325	25	10,3	🔴	🔴
Rührei mit Pfifferlingen	120	149	11	4,3	🔴	🔴
Rührei mit Räucherfisch	250	345	20	5,9	🔴	🔴
Rührei mit Speck	200	364	29	11,0	🔴	🔴
Rührei mit Steinpilzen	290	334	24	9,7	🔴	🔴
Rum	20	46	0	0,0	🟢	🟢
Rumkugeln	20	81	2	1,2	🟢	🟡
Rumpsteak mit Zwiebeln	300	429	12	5,0	🔴	🟡
Rumsoße	60	61	2	1,2	🔴	🔴
Rumtopf	250	408	0	0,1	🟢	🟢
Russisch Brot	5	19	0	0,0	🟢	🟢
Russische Creme mit Schlagsahne	150	323	14	7,6	🔴	🔴
S						
Saccharin Cyclamat Tabletten	0,5	1	0	0,0	🟢	🟢
Saccharin Tabletten	0,5	1	0	0,0	🟢	🟢
Sachertorte	120	404	17	9,1	🔴	🔴
Safran	1	3	0	0,0	🟢	🟢
Sago	10	34	0	0,0	🟢	🟢

Produktbezeichnung	Portion in g	kcal pro Portion	Fett-punkte pro P.	GSF pro Portion	Choles-terin	Fett-index
Sahne 30 % Fett	25	72	8	4,6	🔴	🔴
Sahne Dressing	60	88	8	4,5	🔴	🔴
Sahnefruchteis	100	186	9	5,3	🔴	🔴
Sahnekaramellen	5	18	0	0,1	🟢	🟡
Sahnemokkaeis	100	222	15	8,5	🔴	🔴
Sahneschokoladeneis	100	258	17	9,8	🔴	🔴
Sahnesoße hell	60	52	3	1,5	🟡	🟡
Sahnesoße süß	60	183	15	9,4	🔴	🔴
Sahnestandmittel	1	4	0	0,0	🟢	🟢
Sahnevanilleeis mit Curacao	100	225	14	8,1	🔴	🔴
Sahnevanilleeis mit Schokoladensoße	130	346	25	14,5	🔴	🔴
Salami	30	108	9	3,4	🔴	🔴
Salami italienisch	30	99	8	3,0	🔴	🔴
Salami ungarisch	30	110	10	3,5	🔴	🔴
Salanaise Salatcreme 25 % Fett	15	41	4	1,7	🟡	🟡
Salatmayonnaise	48	189	19	2,6	🔴	🟡
Salatmayonnaise 50 % Fett	15	72	8	3,5	🟡	🟡
Salbei	5	3	0	0,1	🟢	🟢
Salbei getrocknet	1	3	0	0,1	🟢	🟢
Salzburger Nockerln	200	422	23	9,5	🔴	🔴
Salzgebäck	25	87	0	0,0	🟢	🟢
Salzkartoffeln	250	170	0	0,1	🟢	🟢
Salzstangen	30	104	0	0,0	🟢	🟢
Sambal Oelek	20	28	1	0,1	🟢	🟢
Sanddornbeere	125	118	9	0,5	🟢	🟢
Sanddornbeere gegart	125	123	9	0,6	🟢	🟢
Sanddornbeere Konzentrat	5	20	1	0,1	🟢	🟢
Sanddornkonfitüre	25	73	1	0,0	🟢	🟢
Sanddornsaft	200	174	12	0,7	🟢	🟢
Sandkuchen	70	308	19	11,0	🔴	🔴
Sandwich mit Geflügelsalat	50	121	3	1,3	🟡	🟡
Sandwich mit Thunfisch und Salat	70	186	11	4,6	🔴	🔴

Produktbezeichnung	Portion in g	kcal pro Portion	Fett-punkte pro P.	GSF pro Portion	Choles-terin	Fett-index
Sandwich mit Tomate und Mozzarella	70	127	6	3,1	rot	rot
Sardelle gesalzen	75	71	2	0,6	rot	gelb
Sardelle Konserve netto	65	66	1	0,5	gelb	gelb
Sardellenpaste	15	29	2	0,3	gelb	gelb
Sardine gegart	180	139	5	1,8	gelb	gelb
Sardine geräuchert	75	95	4	1,2	gelb	gelb
Sardine Konserve in Öl netto	60	100	7	1,0	gelb	gelb
Sardinenfilet gegart	150	207	8	2,7	rot	gelb
Sauce Béarnaise	60	251	27	15,9	rot	rot
Sauce Hollandaise Konserve	50	56	4	1,9	rot	rot
Sauerampfer	150	33	1	0,1	grün	grün
Sauerampfer getrocknet	1	2	0	0,0	grün	grün
Sauerbraten m. Soße und Gemüse	350	399	26	11,2	rot	rot
Sauerbraten rheinisch mit Soße	350	326	13	4,5	rot	gelb
Sauerkirschkompott	250	203	1	0,2	grün	grün
Sauerkraut gegart	150	26	0	0,1	grün	grün
Sauerkraut	150	26	0	0,1	grün	grün
Sauerkraut Konserve netto	150	24	0	0,1	grün	grün
Sauerkrauteintopf mit Schwein	450	234	8	2,7	rot	gelb
Sauerkrautpirogge m. gek. Eiern	200	340	17	4,7	rot	gelb
Sauerkrautsuppe mit Paprikaschoten	350	119	8	4,7	rot	rot
Sauerkrauttrunk	200	12	0	0,0	grün	grün
Sauermilchkäse Magerstufe	30	39	0	0,1	grün	grün
Sauermolke	200	46	0	0,2	gelb	gelb
Saure Sahne 10 % F.	25	29	3	1,5	rot	rot
Savarin	150	380	16	4,3	rot	gelb
Scampi in Tomatensoße	200	182	8	2,1	rot	gelb
Schaffleisch ma. gegart	150	270	12	4,7	rot	rot
Schaffleisch mf. gegart	150	405	30	13,2	rot	rot
Schalerbse	150	123	1	0,3	grün	grün
Schalotte	30	7	0	0,0	grün	grün
Schaschlik Grillsoße	20	15	0	0,2	grün	gelb

Produktbezeichnung	Portion in g	kcal pro Portion	Fett-punkte pro P.	GSF pro Portion	Choles-terin	Fett-index
Schaschlik m. Pom. frites u. Ketchup	270	362	16	5,5	rot	gelb
Schaumdessert Pulver Vanille	3	11	0	0,0	grün	grün
Schaumdessert Pulver Schokolade	3	11	0	0,0	grün	grün
Scheiblette	30	81	6	3,6	rot	rot
Schellfisch gegart	180	88	1	0,1	rot	gelb
Schellfisch gekocht	200	180	1	0,3	rot	gelb
Schellfischfilet	150	117	1	0,2	rot	gelb
Schellfischfilet gegart	150	137	1	0,2	rot	gelb
Schichtkäse 10 % F. i. Tr.	30	26	1	0,4	gelb	rot
Schichtkäse 20 % F. i. Tr.	30	30	1	0,8	rot	rot
Schichtkäse 30 % F. i. Tr.	30	34	2	1,1	rot	rot
Schichtkäse 40 % F. i. Tr.	30	44	3	1,9	rot	rot
Schillerlocke geräuchert	75	122	7	1,3	rot	gelb
Schinken gekocht	30	34	1	0,4	rot	gelb
Schinken gekocht geräuchert	30	36	1	0,5	rot	gelb
Schinken-Käse-Toast	100	230	14	7,8	rot	rot
Schinken roh geräuchert	30	35	1	0,5	rot	gelb
Schinkenfleckerln	350	907	48	24,4	rot	rot
Schinkenhörnchen	70	373	29	16,1	rot	rot
Schinkenmettwurst	30	107	10	3,5	rot	rot
Schinkenplockwurst	30	119	10	3,5	rot	rot
Schinkenröllchen in Aspik	30	33	1	0,4	rot	gelb
Schinkenspeck	30	46	2	0,8	rot	rot
Schinkenspeck ungeräuchert	30	46	2	0,8	rot	rot
Schinkenwurst Krakauer Art	150	456	40	14,4	rot	rot
Schinkenwurst	150	440	38	13,6	rot	rot
Schlachtplatte mit Sauerkraut	500	615	48	17,4	rot	rot
Schlehe	125	86	1	0,1	grün	grün
Schleie gegart	180	61	1	0,1	rot	gelb
Schleie gekocht	200	162	1	0,2	rot	gelb
Schleie paniert	200	332	14	6,9	rot	rot
Schleienfilet gebraten	150	134	1	0,2	rot	gelb

Produktbezeichnung	Portion in g	kcal pro Portion	Fett-punkte pro P.	GSF pro Portion	Choles-terin	Fett-index
Schlesisches Himmelreich	400	504	24	8,2	gelb	gelb
Schlüterbrot	45	85	0	0,1	grün	grün
Schmand 20 % Fett	25	51	5	3,0	rot	rot
Schmelzkäse 10 % F. i. Tr.	30	38	1	0,7	gelb	gelb
Schmelzkäse 20 % F. i. Tr.	30	57	3	1,8	gelb	gelb
Schmelzkäse 30 % F. i. Tr.	30	63	4	2,5	rot	rot
Schmelzkäse 40 % F. i. Tr.	30	75	6	3,5	rot	rot
Schmelzkäse 45 % F. i. Tr.	30	86	7	4,1	rot	rot
Schmelzkäse m. Pilzen 30 % F. i. Tr.	30	56	3	2,0	rot	rot
Schmierwurst fette Mettwurst	30	115	11	4,0	rot	rot
Schmorgurken gefüllt mit Hack	250	143	8	4,3	rot	rot
Schmorgurkengemüse	250	68	4	1,2	grün	gelb
Schnecken Burgunder Art	180	412	41	24,2	rot	rot
Schnecken gegart	50	32	0	0,0	rot	grün
Schnittkäse 30 % F. i. Tr.	30	77	5	2,9	rot	rot
Schnittkäse 40 % F. i. Tr.	30	94	7	4,2	rot	rot
Schnittkäse 45 % F. i. Tr.	30	103	8	4,9	rot	rot
Schnittkäse 50 % F. i. Tr.	30	107	9	5,5	rot	rot
Schnittlauch	5	1	0	0,0	grün	grün
Schnittlauch getrocknet	1	2	0	0,0	grün	grün
Schnittlauchquark mager	90	61	1	0,4	grün	gelb
Schnittlauchquark	90	103	7	4,3	rot	rot
Schnittsalat	50	10	0	0,0	grün	grün
Schokolade	20	107	6	3,8	grün	gelb
Schokolade Blätterkrokant	20	101	6	0,7	grün	gelb
Schokolade Crunch	20	104	7	3,6	grün	gelb
Schokolade Erdnuss	20	104	6	3,6	grün	gelb
Schokolade Fruchtcreme	20	70	1	0,7	grün	gelb
Schokolade Joghurt	20	70	1	0,8	grün	gelb
Schokolade Kokosnuss	20	82	3	2,1	grün	rot
Schokolade Mandel Nougat	20	104	7	3,7	grün	gelb
Schokolade Mandel	20	104	6	3,6	grün	gelb

Produktbezeichnung	Portion in g	kcal pro Portion	Fett-punkte pro P.	GSF pro Portion	Choles-terin	Fett-index
Schokolade Marzipan	20	100	6	1,2	🟢	🟡
Schokolade mit Alkohol	20	69	1	0,7	🟢	🟡
Schokolade Mokka	20	104	6	3,7	🟢	🟡
Schokolade Mokka Sahne	20	109	7	4,0	🟢	🟡
Schokolade Noisette	20	109	7	3,9	🟢	🟡
Schokolade Nougat	20	103	6	3,6	🟢	🟡
Schokolade Nuss	20	87	3	0,8	🟢	🟡
Schokolade Sahne	20	98	5	2,9	🟢	🟡
Schokolade Trauben-Nuss	20	87	3	0,8	🟢	🟡
Schokolade Trüffel	20	104	6	3,8	🟢	🟡
Schokolade Vollmilch-Nuss	20	104	6	3,6	🟢	🟡
Schokolade weiß	20	108	6	3,6	🟢	🟡
Schokoladenbuttercremetorte	100	315	18	10,3	🔴	🔴
Schokoladencreme	200	352	19	10,4	🔴	🔴
Schokoladendragees	25	93	1	0,7	🟢	🟡
Schokoladeneis	100	191	10	5,0	🔴	🔴
Schokoladenflammeri	250	178	5	3,1	🔴	🔴
Schokoladenguss	15	68	3	2,4	🟢	🔴
Schokoladenhonigkuchen	70	266	4	1,1	🟢	🟡
Schokoladenkuchen	70	251	13	3,4	🔴	🟡
Schokoladennusstorte Rührteig	100	412	25	7,9	🔴	🔴
Schokoladenpudding	250	393	22	12,5	🔴	🔴
Schokoladensahnetorte	100	323	23	13,3	🔴	🔴
Schokoladensoße	60	47	1	0,7	🔴	🔴
Schokoladensoße Trockenprodukt	10	16	1	0,3	🟡	🟡
Schokoladenstreusel	10	44	2	1,2	🟢	🟡
Schokoladentorte französisch	120	512	32	16,1	🔴	🔴
Schokomüsli	40	156	5	1,8	🟢	🟡
Schokoquarkspeise	250	300	4	2,6	🟢	🟡
Scholle gegart	180	99	2	0,4	🔴	🟡
Scholle geräuchert	75	71	2	0,3	🔴	🟡
Scholle paniert	200	352	20	3,4	🔴	🟡

Produktbezeichnung	Portion in g	kcal pro Portion	Fett-punkte pro P.	GSF pro Portion	Choles-terin	Fett-index
Schollenfilet	150	135	3	0,5	●○○	○●○
Schollenfilet gegart	150	158	3	0,6	●○○	○●○
Schollenfilet gebraten	200	326	17	6,3	●○○	●○○
Schorle Weinschorle	200	74	0	0,0	○○●	○○●
Schupfnudeln	200	254	4	1,2	●○○	○●○
Schwartenmagen	30	54	3	1,2	●○○	●○○
Schwarz-Weiß-Gebäck	50	234	10	6,0	●○○	●○○
Schwarzbrotpudding	250	580	26	10,8	●○○	●○○
Schwarzwaldbecher mit Quark	350	462	11	6,1	○○●	○●○
Schwarzwälder Kirschtorte	120	296	19	11,1	●○○	●○○
Schwarzwurzel	150	26	1	0,1	○○●	○○●
Schwarzwurzel gesäuert	50	5	0	0,0	○○●	○○●
Schwarzwurzel gegart	150	23	1	0,1	○○●	○○●
Schwarzwurzel Konserve netto	150	23	1	0,1	○○●	○○●
Schwarzwurzeln in Sauce Hollandaise	250	123	7	4,1	●○○	●○○
Schwedenmilch 3,5 % Fett	150	99	5	3,2	●○○	●○○
Schweinebacke gegart	150	479	38	14,2	●○○	●○○
Schweinebauch fe. gegart	150	608	55	19,6	●○○	●○○
Schweinebauch gefüllt	100	317	27	10,2	●○○	●○○
Schweinebauch mf. gegart	150	509	42	14,8	●○○	●○○
Schweinebraten gepökelt	125	171	9	3,1	●○○	●○○
Schweinebraten gepökelt geräuchert	125	174	9	3,3	●○○	●○○
Schweinebraten Konserve	150	206	12	4,3	●○○	●○○
Schweinebraten mf. gegart	125	271	15	5,2	●○○	●○○
Schweinefilet gegart	125	183	3	1,0	●○○	●○○
Schweinefleisch fe. gegart	150	384	25	9,0	●○○	●○○
Schweinefl. im eigenen Saft Konserve	150	233	13	4,5	●○○	●○○
Schweinefleisch in Aspik	30	46	3	0,9	●○○	●○○
Schweinefleisch ma. gegart	150	263	9	3,2	●○○	○●○
Schweinefleisch mf. gepökelt	150	225	13	4,7	●○○	●○○
Schweinefl. mf. gepökelt geräuchert	150	230	14	4,9	●○○	●○○
Schweinefleisch mf. gegart	150	326	18	6,2	●○○	●○○

Produktbezeichnung	Portion in g	kcal pro Portion	Fett-punkte pro P.	GSF pro Portion	Choles-terin	Fett-index
Schweineflomen	30	239	27	10,1	🟡	🟡
Schw.-gulasch m. Tomate u. Zwiebel	350	364	20	9,5	🔴	🔴
Schweinegulasch mf. gegart	150	326	18	6,2	🔴	🔴
Schweineherz gegart	125	135	4	1,2	🔴	🟡
Schweinekeule gegart i. D.	125	234	10	3,4	🔴	🟡
Schweinekeule mit Kruste	250	363	21	7,5	🔴	🔴
Schweinekopf gegart	150	479	38	14,2	🔴	🔴
Schweinekotelett natur	200	434	20	7,0	🔴	🟡
Schweinekotelett paniert	200	524	28	11,1	🔴	🔴
Schweinekotelett ma. gegart	150	260	8	3,0	🔴	🟡
Schweinekotelett mf. gegart	150	315	16	5,7	🔴	🔴
Schweineleber gegart	125	154	4	1,2	🔴	🟡
Schweinelende ma. gegart	150	219	3	1,2	🔴	🟡
Schweinelende mf. gegart	150	314	16	5,8	🔴	🔴
Schweinemagen gegart	125	190	11	5,2	🔴	🔴
Schweinenacken Kamm mf. gegart	150	360	22	7,8	🔴	🔴
Schweineniere gegart	125	144	5	1,7	🔴	🔴
Schweinenieren süß-sauer mit Soße	250	175	9	3,0	🔴	🔴
Schweineragout mit Kräutern	350	312	19	4,4	🔴	🟡
Schweineroulade gegart	150	263	9	3,2	🔴	🟡
Schweineroulade m. Sauerkrautfüllung	300	381	24	13,8	🔴	🔴
Schweinerücken mf. gegart	150	315	16	5,7	🔴	🔴
Schweineschmalz	15	132	15	5,9	🟡	🟡
Schweineschnitzel paniert	180	428	19	5,5	🔴	🟡
Schweineschnitzel natur	160	278	10	3,4	🔴	🟡
Schweineschulter Bug fe. gegart	150	342	20	7,0	🔴	🔴
Schweinespieß mit Zwiebeln	150	222	15	6,1	🔴	🔴
Schweinesteak	150	218	3	1,1	🔴	🟡
Schweinesteak mf. gegart	150	315	16	5,7	🔴	🔴
Schweinezunge gegart	125	246	18	6,4	🔴	🔴
Schweinsohren	70	351	21	5,2	🟢	🟡
Schwertfisch	150	174	6	1,3	🔴	🟡

Produktbezeichnung	Portion in g	kcal pro Portion	Fett-punkte pro P.	GSF pro Portion	Choles-terin	Fett-index
Seehecht gegart	180	106	3	0,7	rot	gelb
Seehechtfilet	150	138	4	0,9	rot	gelb
Seehechtfilet gegart	150	162	5	1,0	rot	gelb
Seelachs gegart	180	108	1	0,1	rot	gelb
Seelachs Konserve in Öl netto	60	88	6	0,7	rot	gelb
Seelachsfilet	150	123	1	0,2	rot	gelb
Seelachsfilet gegart	150	144	2	0,2	rot	gelb
Seeteufel	150	111	2	0,4	rot	gelb
Seezunge gebraten	200	294	15	7,8	rot	rot
Seezunge gegart	180	121	2	0,3	rot	gelb
Seezunge gegrillt	200	224	7	1,0	rot	gelb
Seezunge geräuchert	75	66	1	0,2	rot	gelb
Seezunge paniert	200	316	14	6,9	rot	rot
Seezungenfilet	150	125	2	0,3	rot	gelb
Seezungenfilet gegart	150	146	2	0,3	rot	gelb
Seezungenfilet mit Soße	200	226	10	4,5	rot	rot
Sekt	100	79	0	0,0	grün	grün
Sellerie-Apfelsalat m. Zitr.-marinade	150	113	4	1,2	gelb	gelb
Sellerieblätter	5	1	0	0,0	grün	grün
Sellerieblätter getrocknet	1	3	0	0,0	grün	grün
Selleriecremesuppe	350	67	5	2,9	rot	rot
Sellerieknolle	150	29	0	0,1	grün	grün
Sellerieknolle gesäuert	50	6	0	0,0	grün	grün
Sellerieknolle gegart	150	23	0	0,1	grün	grün
Sellerieknolle Konserve netto	150	24	0	0,1	grün	grün
Sellerieknollensaft	200	32	1	0,1	grün	grün
Selleriesalat gegart mit Dressing	150	51	3	0,7	gelb	gelb
Selleriesalat sauer	50	8	0	0,0	grün	grün
Selleriesalz	0,5	0	0	0,0	grün	grün
Selleriescheiben ausgebacken	250	208	13	5,0	rot	rot
Selleriesuppe	350	126	8	6,5	grün	gelb
Semmelauflauf	300	726	35	14,0	rot	rot

Produktbezeichnung	Portion in g	kcal pro Portion	Fett-punkte pro P.	GSF pro Portion	Choles-terin	Fett-index
Semmelbrösel	15	54	0	0,1	grün	grün
Semmelknödel	200	338	13	4,4	rot	gelb
Senf extra scharf	5	4	0	0,0	grün	grün
Senf mild	5	4	0	0,0	grün	grün
Senf mittelscharf	5	4	0	0,0	grün	grün
Senf scharf	5	4	0	0,0	grün	grün
Senf süß	5	4	0	0,0	grün	grün
Senfbutter	20	115	13	7,6	rot	rot
Senfgurke sauer	50	7	0	0,0	grün	grün
Senfkorn gelb	1	5	0	0,0	grün	grün
Senfpulver	1	3	0	0,0	grün	grün
Senfsoße	60	45	3	0,8	grün	grün
Serbische Bohnensuppe Konserve	250	153	6	2,1	grün	gelb
Serbische Bohnensuppe	400	260	10	3,5	grün	gelb
Serbisches Reisfleisch	350	301	10	3,5	rot	rot
Serviettenkloß	200	388	21	10,0	rot	rot
Sesam	10	56	5	0,7	grün	grün
Sesam geröstet	10	59	5	0,7	grün	grün
Sesamkrokant	20	87	2	0,3	grün	grün
Sesamöl	12	106	12	1,5	grün	grün
Sheabutter	20	175	20	9,3	grün	gelb
Sherry sweet / cream	50	70	0	0,0	grün	grün
Sherry trocken	50	59	0	0,0	grün	grün
Shiitakepilz	100	42	0	0,1	grün	grün
Shiitakepilz getrocknet	25	59	0	0,1	grün	grün
Shiitakepilz Konserve netto	100	38	0	0,1	grün	grün
Shrimps	100	91	1	0,2	rot	gelb
Shrimps gegart	100	93	2	0,2	rot	gelb
Shrimps Konserve netto	65	59	1	0,1	rot	gelb
Simonsbrot	45	85	0	0,1	grün	grün
Sirup	25	81	0	0,0	grün	grün
Sirupprinten	20	78	2	0,1	grün	grün

Produktbezeichnung	Portion in g	kcal pro Portion	Fett-punkte pro P.	GSF pro Portion	Choles-terin	Fett-index
Softeis	75	97	2	1,0	🟡	🟡
Soja-Bolognese Konserve	100	87	2	1,0	🟢	🟡
Sojaaufschnitt	30	80	6	1,0	🟢	🟡
Sojabohne geröstet	25	90	6	0,8	🟢	🟡
Sojabohne getrocknet	50	208	9	1,0	🟢	🟢
Sojabohne Konserve netto	150	197	8	1,0	🟢	🟢
Sojabohnen Pulver	1	4	0	0,0	🟢	🟢
Sojabrot	45	162	11	1,5	🟢	🟡
Sojadrink ungesüßt	150	228	15	2,1	🟢	🟡
Sojaeiweiß	10	29	0	0,0	🟢	🟢
Sojafleisch Trockenprodukt	30	92	0	0,1	🟢	🟢
Sojafleisch in Soße Konserve	200	384	29	4,3	🟢	🟡
Sojagulasch in Soße Konserve	200	204	13	2,8	🟢	🟢
Sojaklöße Konserve	200	580	5	0,8	🟢	🟢
Sojalecithin	10	88	10	1,5	🟢	🟡
Sojamehl entfettet	10	20	0	0,0	🟢	🟢
Sojamehl halbfett	10	27	1	0,1	🟢	🟢
Sojamehl vollfett	10	34	2	0,3	🟢	🟡
Sojamilch	150	228	15	2,1	🟢	🟡
Sojamilch milchsauer	150	228	15	2,1	🟢	🟡
Sojanudeln roh	60	195	3	0,5	🟢	🟢
Sojaöl	12	105	12	1,7	🟢	🟢
Sojapaste	20	12	0	0,0	🟢	🟢
Sojaragout mit Soße Konserve	200	168	4	2,1	🟢	🟡
Sojaschnitzel Trockenprodukt	30	92	0	0,1	🟢	🟢
Sojaschrot	40	98	4	0,6	🟢	🟡
Sojasoße	20	14	0	0,0	🟢	🟢
Sojasprossen	100	52	1	0,1	🟢	🟢
Sojasprossen gegart	150	69	2	0,2	🟢	🟢
Sojasprossen Konserve netto	150	62	2	0,2	🟢	🟢
Sojasteak Trockenprodukt	30	92	0	0,1	🟢	🟢
Sojawurst Konserve	100	292	25	9,5	🟢	🟢

Produktbezeichnung	Portion in g	kcal pro Portion	Fett-punkte pro P.	GSF pro Portion	Choles-terin	Fett-index
Sonnenblumenkern	20	115	10	1,1	grün	gelb
Sonnenblumenkern geröstet	20	120	11	1,2	grün	grün
Sonnenblumenöl	12	106	12	1,4	grün	grün
Soße dunkel	60	70	5	3,7	gelb	rot
Soße hell	60	44	3	0,9	grün	grün
Spaghetti alla carbonara	250	515	31	15,0	rot	rot
Spaghetti Bolognese	250	338	13	5,9	rot	rot
Spaghetti mit Aubergine u. Ricotta	250	385	20	4,9	rot	gelb
Spaghetti mit Ei	120	422	3	0,5	rot	rot
Spaghetti mit Gorgonzola	250	400	17	9,7	rot	rot
Spaghetti m. Tom.-soße a. Tom.-mark	250	300	5	0,8	rot	gelb
Spaghetti Napoli	250	310	10	4,8	rot	rot
Spargel	150	27	0	0,1	grün	grün
Spargel gegart	150	24	0	0,1	grün	grün
Spargel Konserve netto	150	23	0	0,0	grün	grün
Spargel mit Sauce Hollandaise	250	343	35	20,3	rot	rot
Spargelcremesuppe	300	252	16	8,8	rot	rot
Spargelsalat mit Essigmarinade	150	93	8	1,0	grün	gelb
Spätzle	50	176	1	0,2	rot	gelb
Speck durchwachsen geräuchert	30	96	9	3,1	rot	rot
Speck durchwachsen	30	44	2	0,8	rot	rot
Speck fett	30	96	9	3,1	rot	rot
Speckkartoffeln	250	218	5	1,9	grün	gelb
Speckpfannkuchen	250	563	24	11,5	rot	rot
Speckscholle	250	273	7	1,9	rot	rot
Specksoße	60	43	3	1,1	gelb	gelb
Speiseeis	75	64	2	1,1	gelb	rot
Speisesalz	0,5	0	0	0,0	grün	grün
Spekulatius	50	245	13	6,2	rot	rot
Spiegelei mit Schinkenspeck	160	259	17	5,3	rot	rot
Spinat	150	26	0	0,1	grün	grün
Spinat gegart	150	29	1	0,1	grün	grün

Produktbezeichnung	Portion in g	kcal pro Portion	Fett-punkte pro P.	GSF pro Portion	Choles-terin	Fett-index
Spinat Konserve netto	150	24	0	0,0	○○●	○○●
Spinat mit Sahne	100	38	2	0,8	○●○	○●○
Spinatauflauf mit Schinken	300	315	16	4,4	●○○	○●○
Spinatauflauf mit Käse	300	240	15	10,0	●○○	●○○
Spinatauflauf mit Fisch	300	267	12	8,1	●○○	●○○
Spinatnocken	200	256	11	4,4	●○○	●○○
Spinatpüreesuppe	350	182	10	5,6	○○●	○●○
Spinattrunk	200	12	0	0,0	○○●	○○●
Spitzbuben	50	284	20	2,2	○○●	○●○
Spitzkohl	150	35	0	0,1	○○●	○○●
Springerle	50	168	1	0,4	●○○	●○○
Spritzgebäck	50	266	16	8,3	●○○	●○○
Sprotte geräuchert	75	169	13	3,7	●○○	○●○
Sprotte Konserve netto	65	138	11	3,0	●○○	○●○
Stachelbeere	125	55	0	0,0	○○●	○○●
Stachelbeere gegart	125	58	0	0,0	○○●	○○●
Stachelbeere Konserve netto	125	99	0	0,0	○○●	○○●
Stachelbeergrütze mit Sahne	250	300	6	3,6	○●○	○●○
Stachelbeerkaltschale	350	228	0	0,0	○○●	○○●
Stachelbeerkompott	250	238	0	0,0	○○●	○○●
Stachelbeerkonfitüre	25	68	0	0,0	○○●	○○●
Stangenbohne grün	150	38	0	0,1	○○●	○○●
Starkbier	330	198	0	0,0	○○●	○○●
Stärke	10	35	0	0,0	○○●	○○●
Steckrüben in Soße	250	95	2	1,0	○●○	○●○
Steckrüben mit Speck in Soße	250	103	3	1,1	○●○	○●○
Steckrübeneintopf m. Schweinebauch	450	261	11	3,7	○●○	○●○
Steinbutt gebraten	200	240	9	3,6	●○○	○●○
Steinbutt gegart	180	74	2	0,2	●○○	○●○
Steinbutt paniert	200	340	15	7,0	●○○	●○○
Steinbuttfilet gebraten	150	146	3	0,5	●○○	○●○
Steinofenbrot	45	95	0	0,1	○○●	○○●

Produktbezeichnung	Portion in g	kcal pro Portion	Fett-punkte pro P.	GSF pro Portion	Choles-terin	Fett-index
Steinpilz	100	20	0	0,1	○○●	○○●
Steinpilz gedünstet	200	142	11	6,5	●○○	●○○
Steinpilz getrocknet	25	37	1	0,2	○○●	○○●
Steinpilz Konserve netto	100	19	0	0,1	○○●	○○●
Steinpilze in Sahnesoße	200	218	21	12,2	●○○	●○○
Steinpilzsuppe Trockenprodukt	25	94	6	1,3	○○●	○●○
Steppenkäse 30 % F. i. Tr.	30	76	5	2,9	●○○	●○○
Steppenkäse 45 % F. i. Tr.	30	98	8	4,6	●○○	●○○
Stilton 60 % F. i. Tr.	30	138	12	7,3	●○○	●○○
Stint gegart	180	83	2	0,4	●○○	○●○
Stint geräuchert	75	71	1	0,3	●○○	○●○
Stockfisch TK	150	500	4	0,8	●○○	○●○
Stout extra	330	132	0	0,0	○○●	○○●
Stout Porter	330	172	0	0,0	○○●	○○●
Streichmettwurst	30	111	10	3,7	●○○	●○○
Streichrahm 22 % Fett	20	44	4	2,7	●○○	●○○
Streuselkuchen Hefeteig	100	376	15	8,8	○●○	○●○
Streuselteig Fertigmischung	60	311	20	2,9	○○●	○●○
Studentenfutter	25	121	8	1,3	○○●	○○●
Stutenmilch	200	96	3	1,8	○●○	●○○
Sultaninen	25	75	0	0,1	○○●	○○●
Sülzkotelett	30	36	1	0,5	●○○	○●○
Suppe hell gebunden	350	179	6	2,6	○○●	○●○
Suppe klar mit Ei	350	207	12	5,0	●○○	●○○
Suppenfond Konserve	250	60	4	1,5	○○●	○●○
Suppengrün getrocknet gegart	50	33	0	0,1	○○●	○○●
Suppengrün gegart	50	11	0	0,0	○○●	○○●
Suppengrün getrocknet	5	11	0	0,0	○○●	○○●
Suppengrün	100	24	0	0,1	○○●	○○●
Suppenhuhn gegart	150	335	26	8,9	●○○	●○○
Suppenklöße aus Leber	50	98	3	1,6	●○○	●○○
Suppenklöße aus Mark	50	210	17	6,7	●○○	●○○

Produktbezeichnung	Portion in g	kcal pro Portion	Fett-punkte pro P.	GSF pro Portion	Choles-terin	Fett-index
Suppenwürze	1	2	0	0,0	grün	grün
Süßkirschkompott	250	215	1	0,1	grün	grün
Süßmolke	200	50	0	0,3	gelb	gelb
Süßwein	50	76	0	0,0	grün	grün
Szegediner Gulasch	350	284	18	6,9	rot	rot
T						
Tabasco	0,1	0	0	0,0	grün	grün
Tafelspitz mit Meerrettichsoße	400	628	40	20,4	rot	rot
Tafelwasser mit Kohlensäure	200	0	0	0,0	grün	grün
Tagliatelle grün mit Muscheln	250	283	8	1,2	rot	gelb
Tagliatelle mit Pilzsoße	250	340	14	5,1	rot	gelb
Tagliatelle mit Schinken	250	443	18	9,1	rot	rot
Tahini aus rohem Sesam	20	117	10	1,3	grün	grün
Tapioka	50	175	0	0,0	grün	grün
Tatar gegart	100	145	3	1,2	rot	rot
Tatar	100	113	3	1,3	rot	gelb
Taube gegart	150	330	26	7,9	rot	rot
Tee grün	125	0	0	0,0	grün	grün
Tee schwarz	125	0	0	0,0	grün	grün
Tee schwarz mit Milch und Zucker	125	13	0	0,1	grün	gelb
Tee schwarz mit Alkohol	125	19	0	0,0	grün	grün
Tee schwarz mit Zucker	125	10	0	0,0	grün	grün
Tee schwarz mit Zucker und Zitrone	125	14	0	0,0	grün	grün
Tee schwarz mit Milch	125	3	0	0,1	grün	gelb
Tee schwarz mit Sahne und Zucker	125	21	1	0,7	rot	rot
Tee schwarz mit Sahne	125	13	1	0,7	rot	rot
Teegebäck	50	241	12	3,1	gelb	gelb
Teewurst	30	110	10	3,8	rot	rot
Teewurst Rügenwalder Art	30	89	7	2,7	rot	rot
Teltower Rübchen	150	63	0	0,0	grün	grün
Tempeh	20	30	2	0,2	grün	gelb

Produktbezeichnung	Portion in g	kcal pro Portion	Fettpunkte pro P.	GSF pro Portion	Cholesterin	Fettindex
Teufelssoße	45	69	6	0,7	grün	gelb
Thousand Island Dressing	25	117	12	1,4	grün	gelb
Thüringer Rotwurst fettarm	30	52	3	1,1	rot	rot
Thüringer Rotwurst Konserve	30	72	5	1,8	rot	rot
Thymian	5	2	0	0,0	grün	grün
Thymian getrocknet	1	3	0	0,0	grün	grün
Tilsiter 20 % F. i. Tr	30	63	3	1,8	gelb	gelb
Tilsiter 30 % F. i. Tr	30	81	5	3,1	rot	rot
Tilsiter 40 % F. i. Tr	30	90	7	4,1	rot	rot
Tilsiter 45 % F. i. Tr	30	106	8	5,0	rot	rot
Tintenfisch ganz fritiert	180	130	2	0,5	rot	gelb
Tintenfisch gegart	150	143	2	0,6	rot	gelb
Tintenfisch im eigenen Saft	300	387	21	3,7	rot	gelb
Tintenfisch Konserve in Öl netto	60	88	6	0,7	rot	gelb
Tintenfisch paniert	280	314	6	2,4	rot	rot
Toast Hawaii	110	283	16	9,5	rot	rot
Toast mit Spargel, Schinken und Käse	130	207	14	7,6	rot	rot
Toastbrot Vollkorn	30	72	1	0,4	grün	grün
Toastbrot weiß	30	76	1	0,3	grün	grün
Toastschnitten mit Schinkencreme	90	157	8	2,4	rot	gelb
Toffees	5	22	1	0,5	grün	gelb
Tofu fest	100	144	9	1,3	grün	gelb
Tofu Seiden	100	52	3	0,5	grün	gelb
Tokayer	50	76	0	0,0	grün	grün
Tomate	60	10	0	0,0	grün	grün
Tomate gegart	150	30	0	0,1	grün	grün
Tomate Konserve netto	150	23	0	0,1	grün	grün
Tomaten-Chutney	20	21	0	0,0	grün	grün
Tomaten gefüllt m. Schafsk. u. Oliven	250	300	24	10,7	gelb	gelb
Tomaten gefüllt mit Hackfleisch	250	315	18	7,5	rot	rot
Tomaten-Gurkensalat m. Joghurtsoße	120	44	3	0,3	grün	gelb
Tomaten-Thunfisch-Salat	100	144	12	2,4	rot	gelb

Produktbezeichnung	Portion in g	kcal pro Portion	Fett-punkte pro P.	GSF pro Portion	Choles-terin	Fett-index
Tomatencremesuppe	300	198	13	6,9	🔴	🔴
Tomatengemüse mit Kräutern	250	95	6	0,9	🟢	🟡
Tomatenketchup	20	22	0	0,0	🟢	🟢
Tomatenmark	15	11	0	0,0	🟢	🟢
Tomatenpaprika	50	15	0	0,0	🟢	🟢
Tomatenpüree	15	11	0	0,0	🟢	🟢
Tomatenreis	250	308	16	4,9	🟢	🟡
Tomatensaft	200	30	0	0,1	🟢	🟢
Tomatensalat mit Dressing	130	73	5	0,6	🟢	🟡
Tomatensoße italienisch	60	45	3	0,6	🟢	🟡
Tomatensuppe gebunden	350	196	7	3,5	🟡	🟡
Tomatensuppe klar	300	75	5	2,2	🟢	🟡
Tomatensuppe mit Reis	350	291	20	12,9	🟡	🟡
Topfenpalatschinken	250	488	23	12,5	🔴	🔴
Topfenstrudel	250	540	17	7,7	🔴	🔴
Topinambur	200	62	1	0,2	🟢	🟢
Tortenboden Mürbeteig	120	611	34	8,6	🔴	🟡
Tortencremepulver Schokolade	2	8	0	0,0	🟢	🟢
Tortengusspulver	2	7	0	0,0	🟢	🟢
Trappistenkäse 45 % F. i. Tr.	30	101	8	4,9	🔴	🔴
Traubenkernöl	12	105	12	1,1	🟢	🟡
Traubennektar rot, weiß	200	150	0	0,1	🟢	🟢
Traubensaft	200	140	0	0,2	🟢	🟢
Traubentorte Sandteig	120	186	7	3,6	🔴	🔴
Traubenzucker	5	20	0	0,0	🟢	🟢
Trockenhefe	1	3	0	0,0	🟢	🟢
Trüffel	100	48	1	0,1	🟢	🟢
Trüffel getrocknet	5	7	0	0,0	🟢	🟢
Trüffel Konserve netto	100	46	1	0,1	🟢	🟢
Trüffelleberwurst	30	96	9	3,1	🔴	🔴
Trüffeltorte	100	371	17	9,1	🔴	🔴
Tunfisch	150	333	23	6,9	🔴	🟢

Produktbezeichnung	Portion in g	kcal pro Portion	Fett-punkte pro P.	GSF pro Portion	Choles-terin	Fett-index
Tunfisch gegart	150	380	26	7,9	🔴	🟢
Tunfisch geräuchert	75	175	12	3,6	🔴	🟢
Tunfisch Konserve in Öl netto	60	133	9	1,8	🔴	🟢
Tunfisch paniert	150	410	27	10,1	🔴	🔴
Tunfisch vom Grill	200	522	36	10,4	🔴	🟢
Tunfischsalat mit Mayonnaise	100	144	10	3,3	🔴	🔴
Tunfischsteak gebraten	140	354	24	7,4	🔴	🟢
Tutti Frutti mit Flammeri	250	270	6	2,6	🔴	🔴
Tzatziki	150	72	4	1,2	🟡	🟡
V						
Vanillecreme	200	274	9	5,2	🔴	🔴
Vanilleeis	100	178	9	4,4	🔴	🔴
Vanilleeis mit heißen Himbeeren	200	228	11	6,7	🔴	🔴
Vanilleflammeri	250	310	11	5,6	🔴	🔴
Vanillekipferl	50	246	16	6,9	🔴	🔴
Vanillemürbchen	50	265	18	10,6	🔴	🔴
Vanillepudding	250	315	8	4,6	🔴	🔴
Vanillequarkspeise	250	310	4	2,4	🟢	🟡
Vanilleschote	1	3	0	0,0	🟢	🟢
Vanillesoße	60	58	2	1,1	🔴	🔴
Vanillesuppe	320	346	10	6,1	🔴	🔴
Vanillezucker	5	20	0	0,0	🟢	🟢
Vanillin natürlich / naturidentisch	1	0	0	0,0	🟢	🟢
Vanillinzucker	5	20	0	0,0	🟢	🟢
Vegetarische Bratlinge Trockenpr.	30	89	1	0,1	🟢	🟢
Vegetarische Pastete mit Pilzen	25	48	3	2,1	🟢	🟡
Vegetarische Pastete	20	42	2	0,8	🟢	🟡
Vegetarische Ravioli	150	288	4	0,7	🟢	🟢
Vegetarisches Schmalz	20	146	16	5,4	🟢	🟡
Vegetarisches Gulasch Konserve	200	156	5	2,4	🟢	🟡
Venusmuschel	100	77	1	0,3	🔴	🟡

Produktbezeichnung	Portion in g	kcal pro Portion	Fett-punkte pro P.	GSF pro Portion	Choles-terin	Fett-index
Venusmuschel Konserve netto	65	49	1	0,2	● rot	● gelb
Vogelbeere	125	124	3	0,2	● grün	● grün
Vogelbeere gegart	125	129	3	0,2	● grün	● grün
Vogelbeerkonfitüre	25	73	0	0,0	● grün	● grün
Vollkornbrot	50	94	0	0,1	● grün	● grün
Vollkornbrot mit Leinsamen	50	98	1	0,1	● grün	● grün
Vollkornbrot mit Sesam	50	102	1	0,2	● grün	● grün
Vollkornbrot mit Ölsamen	50	102	1	0,2	● grün	● grün
Vollkornbrötchen mit Ölsamen	60	142	2	0,3	● grün	● grün
Vollkornbrötchen mit Zwiebeln	60	129	1	0,1	● grün	● grün
Vollkornbrötchen	60	133	1	0,1	● grün	● grün
Vollkornbrötchen mit Rosinen	60	137	1	0,1	● grün	● grün
Vollkornkeks	50	236	12	1,4	● grün	● grün
Vollkornkeks mit Nüssen	50	244	16	1,7	● grün	● grün
Vollkornnudeln mit Ei gegart	125	174	1	0,2	● grün	● gelb
Vollkornnudeln mit Ei	50	167	2	0,4	● rot	● gelb
Vollkornnudeln	60	194	2	0,2	● grün	● grün
Vollk.pizza m.Tomat., Zwieb. u. Oliven	250	393	24	4,0	● grün	● gelb
Vorzugsmilch	200	134	8	4,6	● rot	● rot
W						
Wacholderbeere	5	2	0	0,0	● grün	● grün
Wacholderschnaps	20	42	0	0,0	● grün	● grün
Wachsbohne	150	48	0	0,1	● grün	● grün
Wachsbohne gegart	150	48	0	0,1	● grün	● grün
Wachsbohne gesäuert	50	8	0	0,0	● grün	● grün
Wachsbohne Konserve netto	150	39	0	0,1	● grün	● grün
Wachtel	150	263	14	3,6	● rot	● gelb
Waffelkekse	50	277	20	11,8	● rot	● rot
Waffeln gebacken	150	632	46	26,7	● rot	● rot
Waldorfsalat mit Mayonnaise	100	101	7	3,0	● rot	● rot
Waldpilz	100	15	1	0,2	● grün	● gelb

Produktbezeichnung	Portion in g	kcal pro Portion	Fett-punkte pro P.	GSF pro Portion	Choles-terin	Fett-index
Walnuss	20	131	13	1,3	grün	gelb
Walnussöl	12	105	12	1,3	grün	gelb
Wasserkastanie	60	38	0	0,0	grün	grün
Wassermelone	125	48	0	0,1	grün	grün
Weichkaramellen Bonbons	5	22	1	0,5	grün	gelb
Weichkäse 30 % F. i. Tr.	30	63	4	2,4	rot	rot
Weichkäse 40 % F. i. Tr.	30	80	6	3,6	rot	rot
Weichkäse 45 % F. i. Tr.	30	83	7	4,0	rot	rot
Weichkäse 50 % F. i. Tr.	30	94	8	4,6	rot	rot
Weichkäse 60 % F. i. Tr.	30	109	10	6,0	rot	rot
Weichkäse 70 % F. i. Tr.	30	122	12	7,3	rot	rot
Weihnachtsgewürzmischung	1	3	0	0,0	grün	grün
Weinbrand	20	47	0	0,0	grün	grün
Weinbrandbohne	12	46	1	0,4	grün	gelb
Weinbrandkirsche	12	40	1	0,4	grün	gelb
Weincreme	200	292	15	8,5	rot	rot
Weingelee	250	340	0	0,0	grün	grün
Weingelee mit Früchten	250	265	0	0,0	grün	grün
Weingelee mit Ananas	250	273	0	0,0	grün	grün
Weinkäse 45 % F. i. Tr	30	87	7	4,2	rot	rot
Weinkäse 50 % F. i. Tr	30	93	8	4,7	rot	rot
Weinkäse 60 % F. i. Tr	30	113	10	6,3	rot	rot
Weinkraut geschmort	250	125	6	2,2	grün	gelb
Weinsauerkraut	150	26	0	0,1	grün	grün
Weinschaumsoße	60	77	3	1,2	rot	rot
Weinsoße	60	113	7	3,9	rot	rot
Weinsoße aus weißer Grundsoße	60	41	3	0,8	grün	grün
Weinsuppe	300	99	0	0,1	grün	grün
Weintraube	125	89	0	0,1	grün	grün
Weißbrot	30	71	0	0,1	grün	grün
Weißbrot mit Ölsamen	30	75	1	0,2	grün	grün
Weißbrotwürfel geröstet	30	113	7	1,8	grün	grün

Produktbezeichnung	Portion in g	kcal pro Portion	Fettpunkte pro P.	GSF pro Portion	Cholesterin	Fettindex
Weiße Bohnen in Tomatensoße	250	145	3	0,7	grün	grün
Weiße Rübe gegart	150	32	0	0,0	grün	grün
Weiße Rübe	150	39	0	0,0	grün	grün
Weißherbst	130	114	0	0,0	grün	grün
Weißkohl	150	38	0	0,1	grün	grün
Weißkohl gegart	150	30	0	0,1	grün	grün
Weißkohl-Möhrensalat mit Dressing	120	54	2	0,4	grün	gelb
Weißkohlgemüse	200	162	13	3,3	grün	grün
Weißkohlsalat mit Joghurtsoße	150	33	1	0,2	grün	grün
Weißwein halbtrocken	130	96	0	0,0	grün	grün
Weißwein lieblich	130	127	0	0,0	grün	grün
Weißwein trocken	130	94	0	0,0	grün	grün
Weißwurst Hannoversche Art	150	266	15	5,3	rot	rot
Weißwurst Münchner Art	125	338	30	10,7	rot	rot
Weizen Vollkorn	40	125	1	0,1	grün	grün
Weizen Vollkorn gegart	180	182	1	0,2	grün	grün
Weizenbier	330	142	0	0,0	grün	grün
Weizenbier hell	330	125	0	0,0	grün	grün
Weizenflocken	40	125	1	0,1	grün	grün
Weizenflocken Vollkorn	40	125	1	0,1	grün	grün
Weizengluten Trockenprodukt	30	118	1	0,2	grün	grün
Weizengrieß	40	130	0	0,0	grün	grün
Weizengrieß gegart	180	52	0	0,0	grün	grün
Weizengrütze	40	130	0	0,0	grün	grün
Weizenkeim	10	31	1	0,1	grün	grün
Weizenkeimöl	12	105	12	1,9	grün	gelb
Weizenkleie	5	9	0	0,0	grün	grün
Weizenmehl Typ 1050	10	33	0	0,0	grün	grün
Weizenmehl Typ 1700	10	32	0	0,0	grün	grün
Weizenmehl Typ 405	10	34	0	0,0	grün	grün
Weizenmehl Typ 550	10	34	0	0,0	grün	grün
Weizenmischbrot	45	99	0	0,1	grün	grün

Produktbezeichnung	Portion in g	kcal pro Portion	Fettpunkte pro P.	GSF pro Portion	Cholesterin	Fettindex
Weizenstärke	10	35	0	0,0	grün	grün
Weizentoastbrot	30	76	1	0,3	grün	grün
Weizenvollkornbrot	50	106	1	0,1	grün	grün
Welfencreme	250	400	15	5,3	rot	gelb
Wels gegart	180	193	13	2,8	rot	gelb
Welsfilet	150	243	17	3,5	rot	gelb
Welsfilet gegart	150	242	15	3,1	rot	gelb
Wermutwein lieblich	50	78	0	0,0	grün	grün
Wermutwein trocken	50	63	0	0,0	grün	grün
Whisky	20	50	0	0,0	grün	grün
Wiener Apfelstrudel	150	260	10	5,0	gelb	gelb
Wiener Hörnchen	50	207	12	3,0	rot	gelb
Wiener Sandtorte	70	297	17	9,8	rot	rot
Wiener Schnitzel	150	317	11	7,5	rot	rot
Wiener Würstchen	70	213	19	7,1	rot	rot
Wildente gegart	150	219	16	4,5	rot	rot
Wildente mit Haut gegart	150	338	22	6,2	rot	rot
Wildente Schenkel gegart	150	360	26	7,3	rot	rot
Wildgulasch Hirsch Konserve	150	144	4	1,9	rot	gelb
Wildkaninchen gegart i. D.	150	218	4	1,4	rot	gelb
Wildpaste Brotaufstrich	30	97	9	5,4	rot	rot
Wildpilzmischung Konserve netto	100	59	3	0,8	grün	gelb
Wildragout mit Pfifferlingen	300	273	13	7,7	rot	rot
Wildragout mit Soße	250	233	8	3,2	rot	gelb
Wildschwein gebraten	125	181	4	2,0	rot	rot
Wildschweinkeule	125	136	4	1,9	rot	gelb
Wildschweinschmorbraten	300	450	19	11,8	rot	rot
Wildsoße	60	44	3	1,2	gelb	gelb
Wilstermarschkäse 45 % F. i. Tr.	30	96	8	4,6	rot	rot
Windbeutel	100	463	28	7,4	rot	gelb
Windbeutel mit Sahne und Kirschen	100	315	20	7,9	rot	rot
Wirsingeintopf mit Räucherspeck	450	275	12	4,5	gelb	gelb

Produktbezeichnung	Portion in g	kcal pro Portion	Fett-punkte pro P.	GSF pro Portion	Choles-terin	Fett-index
Wirsingeintopf mit Rindfleisch	450	225	8	3,3	● ○ ○	○ ● ○
Wirsingkohl	150	39	1	0,1	○ ○ ●	○ ○ ●
Wirsingkohl gegart	150	33	1	0,1	○ ○ ●	○ ○ ●
Wirsingkohlgemüse in heller Soße	250	98	5	1,5	○ ● ○	○ ● ○
Wirsingkohlgemüse gedünstet	250	103	5	1,6	○ ○ ●	○ ● ○
Wodka	20	46	0	0,0	○ ○ ●	○ ○ ●
Worcestersoße	5	8	0	0,0	○ ○ ●	○ ○ ●
Würstchen fettarm	70	176	15	5,4	● ○ ○	● ○ ○
Würstchen Konserve	70	193	17	6,2	● ○ ○	● ○ ○
Wurstsalat bayerisch	100	305	28	8,9	● ○ ○	● ○ ○
Wurstsalat mit Öl	100	281	26	8,5	● ○ ○	● ○ ○
Wurstsülze	30	68	6	2,1	● ○ ○	● ○ ○
Wurzelpetersilie gegart	150	47	1	0,1	○ ○ ●	○ ○ ●
Wurzelpetersilie getrocknet	25	57	1	0,1	○ ○ ●	○ ○ ●
Wurzelpetersilie	150	56	1	0,1	○ ○ ●	○ ○ ●
Y						
Yamswurzel	200	202	0	0,1	○ ○ ●	○ ○ ●
Z						
Zander gegart	180	83	1	0,2	● ○ ○	○ ● ○
Zander Müllerin Art	200	424	29	11,1	● ○ ○	● ○ ○
Zanderfilet	150	126	1	0,2	● ○ ○	○ ● ○
Zanderfilet gegart	150	144	1	0,2	● ○ ○	○ ● ○
Zanderfilet paniert	200	340	14	6,9	● ○ ○	● ○ ○
Zartbitterschokolade	20	99	7	3,9	○ ○ ●	○ ● ○
Zichorienkaffee	125	4	0	0,0	○ ○ ●	○ ○ ●
Zichorienkaffee trocken	3	10	0	0,0	○ ○ ●	○ ○ ●
Ziegenfleisch gegart i. D.	150	287	14	6,2	● ○ ○	● ○ ○
Ziegenmilch	150	104	6	3,9	● ○ ○	● ○ ○
Zigeuner Grillsoße	20	12	0	0,0	○ ○ ●	○ ○ ●
Zimt	1	3	0	0,0	○ ○ ●	○ ○ ●

Produktbezeichnung	Portion in g	kcal pro Portion	Fett-punkte pro P.	GSF pro Portion	Choles-terin	Fett-index
Zimtsterne	15	68	4	0,3	grün	grün
Zitronat	5	15	0	0,0	grün	grün
Zitrone	125	70	1	0,2	grün	grün
Zitrone kandiert	25	66	0	0,0	grün	grün
Zitronencreme	200	440	12	4,1	rot	rot
Zitroneneis	100	134	0	0,0	grün	grün
Zitronenessenz	1	0	0	0,0	grün	grün
Zitronenkuchen Fertigmischung	60	311	20	2,9	grün	gelb
Zitronenlimonade	200	58	0	0,0	grün	grün
Zitronenmarinade	45	148	15	1,7	grün	gelb
Zitronenmelisse	5	2	0	0,0	grün	grün
Zitronenmelisse getrocknet	1	3	0	0,0	grün	grün
Zitronensaft	200	200	1	0,2	grün	grün
Zitronenschale	5	4	0	0,0	grün	grün
Zitronensorbet	75	106	0	0,0	grün	grün
Zitronenspeise	200	264	6	3,4	rot	rot
Zucchini	150	29	1	0,1	grün	grün
Zucchini gegart	150	29	1	0,1	grün	grün
Zucchinischeiben paniert gebraten	200	236	19	3,3	rot	gelb
Zucker braun Rohzucker	5	20	0	0,0	grün	grün
Zucker weiß	5	20	0	0,0	grün	grün
Zuckererbse	150	89	0	0,1	grün	grün
Zuckererbsen in Butter geschwenkt	250	245	12	7,1	rot	rot
Zuckerguss	15	51	0	0,0	grün	grün
Zuckerkuchen Hefeteig	100	360	16	7,0	gelb	gelb
Zungenblutwurst	30	88	7	2,5	rot	rot
Zungenwurst hell	30	80	7	2,4	rot	rot
Zwetschge	35	15	0	0,0	grün	grün
Zwetschge gegart	125	58	0	0,0	grün	grün
Zwetschge getrocknet	25	63	0	0,0	grün	grün
Zwetschge Konserve netto	125	99	0	0,0	grün	grün
Zwetschgenknödel m. Zucker u. Zimt	200	374	14	8,0	rot	rot

Produktbezeichnung	Portion in g	kcal pro Portion	Fett-punkte pro P.	GSF pro Portion	Choles-terin	Fett-index
Zwetschgenkonfitüre	25	68	0	0,0	🟢	🟢
Zwetschgenkuchen Hefeteig	150	252	6	3,1	🔴	🔴
Zwetschgenkuchen Mürbeteig	100	212	9	5,4	🔴	🔴
Zwetschgennektar	200	108	0	0,0	🟢	🟢
Zwetschgensaft	200	92	0	0,0	🟢	🟢
Zwetschgenwasser	20	48	0	0,0	🟢	🟢
Zwieback	10	37	0	0,1	🟢	🟢
Zwiebel	30	8	0	0,0	🟢	🟢
Zwiebel gefüllt mit Soße	300	180	7	3,1	🔴	🔴
Zwiebel gegart	30	7	0	0,0	🟢	🟢
Zwiebel geröstet	50	48	3	0,3	🟢	🟡
Zwiebel gesäuert	30	5	0	0,0	🟢	🟢
Zwiebel getrocknet	25	73	1	0,2	🟢	🟢
Zwiebel Pulver	1	3	0	0,0	🟢	🟢
Zwiebel Flüssigwürze	20	17	0	0,1	🟢	🟢
Zwiebelbrot	30	68	0	0,1	🟢	🟢
Zwiebelbrötchen	45	108	1	0,1	🟢	🟢
Zwiebelfleisch mit Soße	400	472	29	12,0	🔴	🔴
Zwiebelgemüse mit Speck	50	17	0	0,1	🟡	🟡
Zwiebelgemüse mit Sahne	50	30	2	1,4	🟡	🔴
Zwiebelkuchen	250	493	36	18,1	🔴	🔴
Zwiebelleberwurst einfach	30	99	9	3,5	🔴	🔴
Zwiebeln überbacken	100	103	8	5,2	🔴	🔴
Zwiebelsoße	60	38	3	2,2	🟢	🔴
Zwiebelsuppe klar	300	234	13	7,0	🔴	🔴
Zwiebelwurst	30	80	7	2,5	🔴	🔴

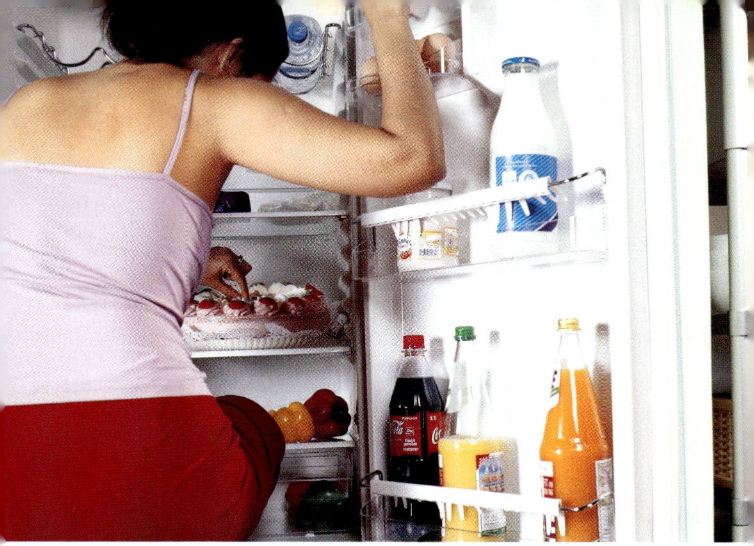

Mit Erdbeersahnetorte zum Wunschgewicht

Wie viel Kilo weniger hat Ihr Wunschgewicht? 5, 10, 15 oder sogar 50? Dann fangen Sie an, zu essen. Essen Sie sich morgens, mittags, abends oder zwischendurch richtig satt – und nehmen Sie gleichzeitig jeden Monat ein, zwei oder sogar vier Kilo ab.

mealus – ein kleiner Ernährungs-Organizer, selbst nicht einmal 100 Gramm schwer – zeigt Ihnen wie:
Die »digitale Nährwerttabelle« begleitet Sie durch den Tag, speichert Ihre Lebensmittel und Mahlzeiten und sagt Ihnen auf Knopfdruck, wann Sie für den Tag genug an Kalorien und Nährstoffen haben oder was Ihnen vielleicht noch fehlt.

4.598 Lebensmittel sind im Speicher und können auf Kalorien, Eiweiß, Fett, Kohlenhydrate, Ballaststoffe, Vitamin C, Cholesterin, den Anteil an Obst und Gemüse sowie – für viele Diabetiker unverzichtbar – auf ihre BEs abgefragt werden.

Die Erdbeersahnetorte bringt es mit einem Stück beispielsweise auf 202 kcal, 3 g E, 11 g F, 24 g KH, 1 g Bal, 12 mg Vit C, 58 mg Chol und 2 BEs. Apropos BEs: 12 Gramm Kohlenhydrate sind 1 BE, Kommawerte werden mathematisch auf ganze Zahlen gerundet.

Mit mealus lernen Sie, wie man sich mit einem ausgewogenen Nährstoffverhältnis – mehr wertvolle Kohlenhydrate, ausreichend Fett und Eiweiß – schlank isst. Sie werden sich satt fühlen – keine Portionen, die diesen Namen nicht verdienen, keine Tagesbeschränkung auf hungrige 1.200 Kalorien oder magere 30 Gramm Fett. All das mag kurzfristig zu Erfolgen auf der Waage führen, langfristig aber nur zum Jo-Jo-Effekt – man wiegt schließlich wieder genauso viel oder sogar mehr als vorher. Stattdessen lernen Sie mit mealus, wie Sie täglich – mit allen persönlichen Vorlieben und Abneigungen – eine leckere und gesunde Mischung auf Tisch und Teller bekommen.

mealus kostet 64,90 Euro und kann in der Apotheke (PZN 3051989) oder direkt beim Hersteller bestellt werden: Pfefferminz, Mittelweg 89, 20149 Hamburg, Telefon 040/41623240, Internet: www.mealus.de.

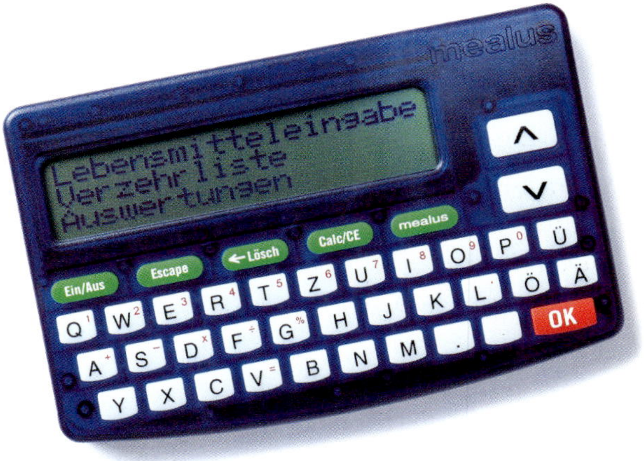

mealus

EINFACH SCHLAUER ESSEN

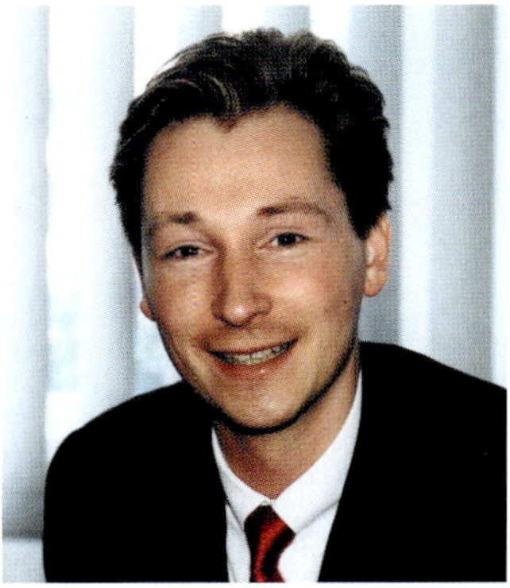

Der Autor

Sven-David Müller ist seit 1989 Diätassistent und seit 1995 Diabetesberater der Deutschen Diabetes Gesellschaft (DDG). Er hat den Verband für Ernährung und Diätetik (VFED) e.V. gegründet und 10 Jahre als erster Vorsitzender geleitet. Nach seiner zehnjährigen Tätigkeit am Universitätsklinikum der RWTH ist er jetzt bei der Gesellschaft Ernährungsmedizin und Diätetik e.V. in Aachen beschäftigt. Sven-David Müller ist »Fit for fun«-Ernährungsexperte, moderiert monatlich die TV-Sendung »GesundZeit!« im Sachsen Fernsehen und Bayern TV und ist Ernährungsexperte der TV-Sendung »Service Trends« im Hessischen Rundfunk.

Wichtiger Hinweis

Die im Buch veröffentlichten Ratschläge wurden mit größter Sorgfalt von Verfassern und Verlag erarbeitet und geprüft. Eine Garantie kann jedoch nicht übernommen werden. Ebenso ist eine Haftung der Verfasser bzw. des Verlages und seiner Beauftragten für Personen-, Sach- oder Vermögensschäden ausgeschlossen.

Quellen
Datengrundlage: Bundeslebensmittelschlüssel (BLS); Herstellerangaben: Mealus.

Bibliografische Information Die Deutsche Bibliothek
Die Deutsche Bibliothek verzeichnet diese Publikation in der Deutschen Nationalbibliografie; detaillierte bibliografische Daten sind im Internet über http://dnb.ddb.de abrufbar.

Projektleitung: Kathrin Gritschneder
Redaktion: Astrid Büscher
Bildredaktion: Sylvie Busche (Ltg.), Margit Schulzke
Herstellung: Jörg Alt
Umschlagfoto: FinePic
Fotos: Corbis/Rob Lewine S. 18, Jump/Martina Sandkühler S. 12, StockFood/Bodo A. Schierer S. 2–3, 9, J. C. Vaillant S. 7
Umschlag: ZERO, München
Satz: Vornehm, München
Reproduktion: KaltnerMedia, Bobingen
Druck und Bindung: Offizin Anderson Nexö, Leipzig
Printed in Germany

ISBN 3-426-66913-7

Bitte besuchen Sie uns im Internet:
www.knaur.de
Weitere Titel aus den Bereichen Gesundheit, Fitness und Wellness finden Sie im Internet unter www.wohl-fit.de.